Siddharth Nautiyal
Parul Bansal
Vineeta Nikhil

Morfologia do canal radicular do primeiro e segundo pré-molares inferiores

Siddharth Nautiyal
Parul Bansal
Vineeta Nikhil

Morfologia do canal radicular do primeiro e segundo pré-molares inferiores

Uma análise CBCT

ScienciaScripts

Imprint

Any brand names and product names mentioned in this book are subject to trademark, brand or patent protection and are trademarks or registered trademarks of their respective holders. The use of brand names, product names, common names, trade names, product descriptions etc. even without a particular marking in this work is in no way to be construed to mean that such names may be regarded as unrestricted in respect of trademark and brand protection legislation and could thus be used by anyone.

Cover image: www.ingimage.com

This book is a translation from the original published under ISBN 978-620-8-01089-8.

Publisher:
Sciencia Scripts
is a trademark of
Dodo Books Indian Ocean Ltd. and OmniScriptum S.R.L publishing group

120 High Road, East Finchley, London, N2 9ED, United Kingdom
Str. Armeneasca 28/1, office 1, Chisinau MD-2012, Republic of Moldova, Europe
Printed at: see last page
ISBN: 978-620-8-08283-3

RECONHECIMENTO

Para começar, agradeço ao mais misericordioso e compassivo: o DEUS ALTÍSSIMO, pois acredito que Deus nos guia sempre através das trevas para o caminho da luz.

É uma grande honra expressar o meu respeito e a minha gratidão ao meu professor e co-orientador Dr. Vineeta Nikhil, Professor e Diretor, Departamento de Dentisteria Conservadora e Endodontia, Subharti Dental College, Meerut. É de facto um privilégio de ter tido a oportunidade de ser sua aluna. Estou-lhe grata pelo seu incessante encorajamento, pelos seus preciosos conselhos e por me ter sempre controlado e impedido de me desviar do meu caminho.

É com imenso prazer e honra que aproveito esta oportunidade para expressar a minha profunda gratidão e reverência ao meu estimado professor e guia Dr. Parul Bansal, Professora, Departamento de Dentisteria Conservadora e Endodontia, Faculdade de Medicina Dentária do IDST, Modinagar. A sua busca incansável pela excelência académica e visão profissional foram uma fonte de encorajamento e inspiração constantes. Os seus conhecimentos e entusiasmo pela matéria têm sido um modelo a seguir.

Estou grata ao Dr. Sachin Gupta, à Dra. Shikha Jaiswal, ao Dr. Padmanabh Jha, ao Dr. Rohit Ravinder, à Dra. Shalya Raj, à Dra. Sana Ali e à Dra. Preeti Mishra, Dr.ª Isha sajjanhar pelos seus conselhos inestimáveis e pelo seu apoio e orientação atempados.

Estendo a minha palavra especial de gratidão ao nosso querido presidente fundador Dr. Mukti Bhatanagar e ao Dr. Atul Krishna, o meu agradecimento e gratidão ao Dr. Nikhil Srivastava, Diretor do Subharti Dental College and Hospital, Meerut, por me ter dado a oportunidade de realizar esta dissertação nesta prestigiada instituição.

I wish to express my deep gratitude to my seniors, Dr. Apoorva Jain, Dr. Vishakha Singh, Dr. Archana, Dr. Priyanka Mishra, Dr. Deepika Arya, my batchmates, Dr. Arvind Kumar Jha, Dr. Nupur Gupta, Dr. Naina Sachdeva, Dr. Janvi Talan, Dr. Bhawna Rana, my juniors, Dr Shalini Rai, Dr. Aishwarya Sinha, Dr.ª Harleen Kaur, Dr.ª Nahid Afzal, Dr. Anam Husain, Dr.ª Isha Gupta, Dr.ª Navneet Kaur, Dr.ª Pallavi Tewari, Dr. Dikshant Gupta, Dr.ª Anupriya Bhadoria, Dr.ª Soumya Panwar, Dr.ª Kritika Ahuja, e os meus amigos, Dr. Rachit Khatana, Dr. Naren Sharma, Dr. Sudesh Kumar, que me ajudaram sempre que precisei.

Devo todo o meu sucesso à minha mulher, a Dra. Shikha Nautiyal, ao meu pai, o Sr. S.K. Nautiyal, e à minha mãe, a Sra. Anita Nautiyal, e ao meu irmão, o Sr. Chaitanya Nautiyal, cujas bênçãos sempre me ajudaram. A sua orientação e poder de determinação iluminaram sempre os meus pensamentos e acções. A sua convicção de nunca dizer "não" tem sido um lema para a minha realização. Estou-lhes eternamente grato.

Dr. SIDDHARTH NAUTIYAL

ÍNDICE DE CONTEÚDO

LISTA DE ABREVIATURAS

1.	CT	Computed Tomography
2.	CBCT	Cone beam computed tomography
3.	µCT	Micro-computed tomography
4.	RCS	Root Canal System
5.	FOV	Field of View
6.	SCT	Spiral computed tomography
7.	PGCT	Peripheral quantitative computed Tomography
8.	kV	Kilo watt
9.	mA	Milli ampere
10.	SPSS	Statistical package for the social science
11.	CCD	Charged coupled device
12.	PSP	Photostimulable phosphor plate
13.	%	Percentage
14.	3-D	Three dimensional
15.	HD	High Definition

INTRODUÇÃO

O principal objetivo do tratamento do canal radicular é limpar o sistema de canais radiculares tão completamente quanto possível e preenchê-lo em todas as dimensões.[1] A morfologia interna da raiz do dente é frequentemente complexa e influencia grandemente o resultado do tratamento endodôntico.[2]

O espaço pulpar é complexo; os canais radiculares podem dividir-se e voltar a unir-se, e possuem formas que são consideravelmente mais complexas do que normalmente se pensa. As raízes podem ter canais adicionais e uma variedade de configurações de canais. Na forma mais simples, cada raiz tem um único canal e um único forame apical (Tipo I). No entanto, outras complexidades de canais podem estar presentes e podem sair da raiz como um, dois ou mais canais apicais (Tipos II-VIII).[3] Isto pode ser melhor compreendido através de uma visão do desenvolvimento da formação da raiz. Numa fase mais avançada do desenvolvimento do dente, quando a formação do esmalte e da dentina atinge a futura junção cemento-esmalte, a raiz dentária começa a formar-se a partir de um diafragma celular ou bainha epitelial horizontal da raiz de Hertwig. A bainha epitelial horizontal da raiz de Hertwig pode variar em forma, dependendo se os dentes são uni ou multirradiculares. De facto, a sua forma determina o número de raízes de um dente. Se o diafragma permanecer em forma de colar, formar-se-á um único dente enraizado. Por outro lado, se duas ou três línguas de epitélio crescerem em direção uma à outra a partir deste colar para colmatar a lacuna e fundir-se, resultam em 2 ou mais canais radiculares, dependendo do número de crescimento epitelial.

A falta de informação sobre a anatomia interna do dente pode apresentar desafios e dificuldades clínicas que, muitas vezes, comprometem o objetivo primordial da terapêutica. Assim, um conhecimento profundo da morfologia dos canais radiculares e uma boa antecipação da sua possível variação morfológica ditam os parâmetros da terapia de canais radiculares e podem afetar diretamente a probabilidade de sucesso4.

Embora variações na morfologia da raiz e do canal radicular possam estar associadas a qualquer dente, com diferentes graus de ocorrência e incidência, os pré-molares não são exceção.[5]

A complexidade da morfologia da raiz e do canal radicular dos pré-molares inferiores foi subestimada no passado. Normalmente, os pré-molares inferiores são considerados como tendo uma única raiz e um único canal.

A morfologia da raiz e do canal radicular destes dentes é altamente variável e pode ser extremamente complexa. Devido à sua morfologia complexa, os pré-molares mandibulares são difíceis de tratar e têm uma elevada taxa de inflamação e insucesso. As variações na morfologia do canal radicular que levam à taxa de insucesso do tratamento endodôntico são mais elevadas nos primeiros pré-molares inferiores.

Estudos anatómicos demonstraram que a etnia desempenha um papel importante nas variações morfológicas do sistema de canais radiculares. Muitos estudos sobre o sistema de canais radiculares foram efectuados em dentes de populações caucasianas. A população indiana é considerada um híbrido de vários grupos étnicos com caraterísticas das raças caucasiana, mongoloide e negroide, o que é geralmente referido como o grupo dravidiano.[6]

Os métodos mais utilizados para analisar a morfologia do canal radicular são a coloração do canal e a desobstrução do dente, as radiografias convencionais, as técnicas radiográficas digitais e com meio de contraste, a avaliação radiográfica com meio de contraste e, mais recentemente, as técnicas de tomografia computorizada.[7] No entanto, a maioria destas técnicas são invasivas ou apenas fornecem uma análise bidimensional, pelo que não podem refletir com precisão a morfologia total do dente.

A aplicação de exames de tomografia computorizada (TC) na endodontia foi relatada pela primeira vez por Tachibana e Matsumoto em 1990.[8] A tomografia computorizada de feixe cónico (TCFC) é um método in vivo que pode fornecer informações tridimensionais e demonstrou ser um bom método para a identificação pré-tratamento da morfologia da raiz e do canal.[9] Na prática endodôntica, a TCFC é uma ferramenta de diagnóstico que oferece uma melhor compreensão da anatomia dos canais radiculares em secções axiais, sagitais e coronais.[7] A digitalização por TCFC demonstrou ser mais precisa do que as radiografias digitais na determinação dos sistemas de canais radiculares.

Assim, este estudo foi realizado com o objetivo de avaliar a morfologia da raiz e do canal do primeiro e segundo pré-molares permanentes da mandíbula e a sua correlação bilateral, utilizando a TCFC.

AIM

Avaliar a morfologia da raiz e do canal do primeiro e segundo pré-molares permanentes da mandíbula através de TCFC.

OBJECTIVO

1. Avaliar o número de raízes no primeiro e segundo pré-molares inferiores.
2. Avaliar o número de canais radiculares no primeiro e segundo pré-molares inferiores.
3. Classificar a configuração dos canais de acordo com a configuração dos canais de Vertucci e de adição.

4. Avaliar a correlação bilateral de qualquer variação, caso exista.
5. Avaliar a correlação da configuração do canal com os lados (esquerdo/direito).
6. Avaliar a correlação entre a configuração do canal e o sexo.
7. Avaliar a presença de sulco radicular ao longo do comprimento da raiz.

Tzu-Yi Lu et al. (2006)[10] avaliaram a morfologia complicada do canal radicular do primeiro pré-molar inferior numa população chinesa utilizando o método de secção transversal e concluíram que 54% dos primeiros pré-molares inferiores apresentavam um único canal. Vinte e dois por cento continham dois canais e 18% tinham configuração em forma de C. O canal radicular em forma de C ocorreu predominantemente nas secções de 3 e 6 mm com um ou dois canais coronalmente. Um achado único foi o canal circunferencial (delta apical), que se caracterizou por um único canal dividido em 3 ou 4 canais. A incidência do canal circunferencial foi de 6% e ocorreu apenas nas secções transversais apicais de 3 mm.

Awawdeh LA et al. (2008)[11] investigaram a anatomia do canal radicular dos pré-molares mandibulares numa população jordana, utilizando a tomografia computorizada de feixe cónico (CBCT). Os pré-molares mandibulares foram associados a vários tipos de morfologia do canal radicular. A percentagem de um canal foi de 58,2% e 72% para o primeiro e segundo pré-molares mandibulares, respetivamente, o que é inferior aos resultados relatados na maioria das outras populações. Nos dentes com dois canais, o sistema de canais tipo V foi o mais prevalente e o tipo VI foi o menos prevalente.

Matherne RP et al. (2008)[12] investigaram o uso da tomografia computadorizada de feixe cônico (TCFC) como ferramenta de diagnóstico para identificação de sistemas de canais radiculares (SCRs) quando comparada com imagens obtidas por meio de radiografia digital com dispositivo de carga acoplada (CCD) e placa de fósforo fotoestimulável (PSP). Setenta e dois dentes extraídos foram expostos com radiografia CCD, PSP e CBCT. Quando comparados com a avaliação por CBCT, os endodontistas, em média, não conseguiram identificar 1 ou mais SCRs em 41% dos dentes com CCD e 40% das vezes com PSP, concluindo assim que a CBCT é mais precisa na identificação dos canais radiculares do que a PSP e a CCD.

Rahimi S et al. (2008)[13] estudaram os ápices radiculares dos incisivos centrais superiores humanos e dos segundos pré-molares inferiores numa população iraniana e concluíram que as configurações dos canais nos segundos pré-molares inferiores eram Tipo I (89,79%), Tipo V (3,64%), Tipo III (2,92%), Tipo II (1,46%), Tipo IV (1,46%) e Tipo IX, ou
três forames apicais foram encontrados em um (0,73%) dos segundos pré-molares inferiores.

Poura MS et al. (2009)[14] realizaram um estudo sobre a avaliação do efeito do tipo de dente e da configuração do canal no tamanho da coroa em pré-molares inferiores por meio de tomografia computadorizada de feixe cônico e concluíram que o tipo de canal mais comum nos primeiros e segundos pré-molares inferiores é o Tipo I (71% e 76%, respetivamente), seguido pelo Tipo V (29% e 22%, respetivamente). Não foi encontrada relação significativa entre o tamanho da coroa e os canais extras nos pré-molares inferiores.

Sandhya R et al. (2010)[15] estudaram a morfologia do canal radicular dos dentes primeiros pré-molares inferiores numa população indiana e concluíram que a morfologia do canal radicular do tipo I era o tipo mais comum de sistema de canais radiculares nos primeiros pré-molares inferiores na população indiana.

Velmurugan N et al. (2009)[16] avaliaram a morfologia dos canais radiculares dos primeiros pré-molares inferiores numa população indiana e concluíram que os padrões de canais do tipo I eram os mais frequentes nos primeiros pré-molares inferiores da população indiana.

Kamburog K et al. (2010)[17] avaliaram a comparação da precisão do diagnóstico de imagens de CBCT de diferentes resoluções de voxel utilizadas para detetar pequenas cavidades de reabsorção interna simuladas e concluíram que as imagens de CBCT de resolução Iluma e Accuitomo de 0,125 e 0,160 mm^3 de ultra e alta resolução tiveram um desempenho semelhante e melhor do que as imagens Iluma de baixa resolução na deteção de reabsorção interna simulada ex vivo.

Kamburoğlu K et al. (2011)[18] realizaram um estudo sobre a avaliação comparativa da qualidade subjectiva da imagem de exames de tomografia computorizada de feixe cónico em corte transversal e concluíram que o sistema Veraviewepocs 3D produziu as imagens de maior qualidade para a maioria das caraterísticas avaliadas, ao passo que os exames de baixa resolução do sistema Iluma foram classificados como as imagens de menor qualidade.

Alhadainy H A.(2012)[19] realizou um estudo sobre a configuração do canal dos primeiros pré-molares inferiores numa população egípcia com diferenças étnicas entre várias raças e descobriu que a configuração do canal Vertucci Tipo I representava a percentagem mais elevada (61,2%), seguida do Tipo V (16,4%), Tipo IV (13,2%), Tipo II (5,6%) e Tipo III (2,8%). A configuração de canal Vertucci Tipo VI representou a menor porcentagem (0,4%) e uma configuração complexa foi encontrada em um dente.

Walker RT et al. (2013)[20] realizaram um estudo sobre a influência das selecções de definições de digitalização na visibilidade do canal radicular com TC de feixe cónico e concluíram que o FOV mais pequeno disponível deve ser sempre utilizado para aplicações endodônticas e que não é recomendado reduzir o número de projecções para 180°. A utilização do modo de digitalização padrão em vez do modo de alta resolução não influencia negativamente a visibilidade do espaço do canal radicular, pelo que é recomendada.

Xuan Yu et al. (2012)[21] avaliaram a morfologia da raiz e do canal dos pré-molares inferiores numa população chinesa ocidental e concluíram que 98% tinham uma raiz e 2% tinham duas raízes. 87,1% tinham um canal, 11,2% tinham dois canais e 0,6% tinham três canais. A prevalência de canais em forma de C foi de 1,1%. Todos os segundos pré-molares inferiores tinham uma raiz; 97,2% tinham um canal e 2,2% tinham dois canais. A prevalência de canais em forma de C foi de 0,6%.

Bolhari B et al.(2013)[22] realizaram um estudo sobre a avaliação da morfologia do canal radicular dos segundos pré-molares mandibulares numa população iraniana e concluíram Embora as raízes rectas sejam comuns nos segundos pré-molares mandibulares, as curvaturas mesiodistais, vestibulares ou em ambas as direcções não são raras na população iraniana. As raízes com canal único também são frequentes nesses dentes, mas também são encontradas as configurações dos tipos II, III, IV, V e em forma de C de Vertucci.

Kottoor et al. (2013)[23] realizaram um estudo sobre a anatomia da raiz e a configuração do canal radicular dos pré-molares inferiores permanentes humanos e concluíram que houve uma variação significativa no número de raízes, canais radiculares e forame apical entre as etnias caucasiana, indiana, mongoloide e do Oriente Médio. A variação anatómica mais comum foi a dos canais em forma de C nos primeiros pré-molares inferiores, com maior incidência nas populações mongolóides (até 24%), enquanto o dens invaginatus foi a anomalia de desenvolvimento mais comum

Park JB et al. (2013)[24] avaliaram o número de raízes e a morfologia dos pré-molares em indivíduos coreanos por meio de tomografia computadorizada de feixe cônico (TCFC) e concluíram que os primeiros pré-molares inferiores (99,9%) apresentavam uma única raiz, e apenas 0,1% tinham duas raízes, e a maioria dos segundos pré-molares inferiores (99,4%) tinha uma raiz.

De Moor RJG et al. (2013)[25] realizaram um estudo sobre a avaliação do efeito do tipo de dente e da configuração do canal no tamanho da coroa em pré-molares inferiores por meio de tomografia computadorizada de feixe cônico e concluíram que o tamanho médio da coroa em segundos pré-molares com dois canais foi menor do que em primeiros pré-molares com um único canal.

Yadav R et al. (2013)[26] efectuaram um estudo sobre a morfologia do canal radicular dos segundos pré-molares mandibulares na subpopulação do norte da Índia e concluíram que a maioria dos segundos pré-molares mandibulares tinha 1 raiz e 1 canal radicular. Menos de 1 de 10 segundos pré-molares inferiores tinha um sistema de canais radiculares complexo (2 ou mais canais).

Huang YD et al. (2015)[27] avaliaram o número de raízes e canais de 300 primeiros pré-molares mandibulares em 150 pacientes do norte de Taiwan usando CBCT e concluíram que 82% dos primeiros pré-molares mandibulares em pacientes do norte de Taiwan têm uma raiz com um ou dois canais.

Llena C et al. (2014)[28] avaliaram a variabilidade na anatomia do canal encontrada nos primeiros pré-molares. Concluíram que a configuração do canal radicular mais prevalente observada foi a Vertucci Tipo I, seguida da Tipo V, com maior variabilidade morfológica nos primeiros pré-molares.

Ok E et al. (2014)[29] examinaram a morfologia do canal radicular de pré-molares inferiores na população turca e classificaram Vertucci em todas as imagens. Assim, concluíram que a configuração do canal do Tipo I foi mais prevalente nos primeiros (92,8%) e segundos (98,5%) pré-molares inferiores. A configuração de canal do Tipo VIII foi a menos prevalente e as configurações de canal dos Tipos VI e VII não foram encontradas em todos os dentes.

Shetty A et al. (2014)[30] , num estudo tridimensional das variações da morfologia dos canais radiculares utilizando a tomografia computorizada de feixe cónico dos pré-molares inferiores numa população do sul da Índia, concluíram que a população do sul da Índia apresentava a morfologia do canal de Vertucci do Tipo I como a mais comum nos primeiros e segundos pré-molares inferiores, seguida do Tipo V. A TCFC apresenta uma maior vantagem na avaliação da complexidade da morfologia dos canais radiculares e no planeamento de um tratamento endodôntico adequado.

Kazemipoor M et al. (2015)[31] avaliaram por TCFC a morfologia da raiz e dos canais nos pré-molares inferiores numa população iraniana e concluíram que a morfologia dos canais radiculares nos pré-molares inferiores esquerdos e direitos era diferente, mas só havia uma diferença significativa no número de canais nos segundos pré-molares inferiores.

Kazemipoor M et al. (2015)[32] realizaram um estudo sobre a diferença de gênero e morfologia do canal radicular em pré-molares inferiores: um estudo de tomografia computadorizada de feixe cônico em uma população iraniana e concluíram que a maioria dos primeiros e segundos pré-molares inferiores tinha uma raiz (85,7% e 94,8%, respetivamente) e um canal (63,9% e 78,3%, respetivamente). O número de raízes nos primeiros pré-molares inferiores apresentou diferença estatisticamente significativa entre os dois sexos. Não houve diferença significativa entre os dois gêneros quanto ao número de raízes e canais nos segundos pré-molares inferiores.

Celikten B et al. (2016)[33] investigaram cipriotas turcos utilizando exames de TC de feixe cónico de pacientes adultos (com idades compreendidas entre os 16 e os 80 anos) que viviam no Reino Unido, noutros países europeus e na Austrália e avaliaram a variação nas configurações da cavidade pulpar e da anatomia do canal radicular, tendo chegado à conclusão de que a prevalência do tipo I (93%) tanto no primeiro como no segundo pré-molares mandibulares.

Monsarrat P et al. (2016)[34] realizaram um estudo sobre as inter-relações na variabilidade da anatomia do canal radicular entre os dentes permanentes: uma abordagem de boca inteira por TC de feixe cônico e concluíram que, embora os exames de TCFC sejam realizados com a intenção inicial de fazer um diagnóstico ou avaliação prognóstica, as aquisições de FOV médio poderiam ser usadas como um banco de dados inicial. Na prática endodôntica, os clínicos devem estar cientes das possíveis variações anatómicas dos canais radiculares. A visualização de todos os canais é considerada essencial na terapia endodôntica.

Neelakantan P et al. (2016)[35] estudaram a exatidão da tomografia computorizada de feixe cónico (CBCT), da tomografia computorizada quantitativa periférica (pQCT), da tomografia computorizada em espiral (SCT), das radiografias digitais simples (plain digi) e com contraste (contrast digi) no estudo da morfologia dos canais radiculares e concluíram que a CBCT e a pQCT eram tão exactas como a técnica modificada de coloração dos canais e de limpeza dos dentes na identificação dos sistemas de canais radiculares.

Burklein S et al. (2017)[36] avaliaram a anatomia do canal radicular dos pré-molares maxilares e mandibulares numa população alemã selecionada, utilizando dados de tomografia computorizada de feixe cónico, e concluíram que os homens apresentavam significativamente mais raízes e canais radiculares em comparação com as mulheres (P < .05), com exceção dos segundos pré-molares mandibulares.

Martins NR et al. (2017)[37] estudaram a prevalência das configurações em forma de C nos primeiros e segundos pré-molares inferiores: um estudo in vivo por tomografia computadorizada de feixe cônico e verificaram que a anatomia em forma de C dos pré-molares inferiores tem uma baixa razão de prevalência, devendo o clínico estar atento à sua existência, principalmente no tratamento de raízes com configuração tipo V de Vertucci. A prevalência foi estatisticamente maior nos primeiros pré-molares e no sexo masculino.

Yu-Chiao Wu et al. (2018)[38] realizaram um estudo sobre a Relação da Incidência de Configurações de Canal Radicular em Forma de C de Primeiros Pré-molares Mandibulares com Raízes Distolingues em Primeiros Molares Mandibulares numa População Taiwanesa: A Cone-beam Computed Tomographic Study e concluiu que há uma maior probabilidade de configurações de canal em forma de C em primeiros pré-molares mandibulares permanentes quando distolingual
raízes estavam presentes nos primeiros molares inferiores na população taiwanesa.

Yi-Chin Chen et al. (2018)[39] avaliaram um estudo de tomografia computorizada de feixe cónico de sistemas de canais radiculares em forma de C em segundos pré-molares mandibulares numa subpopulação chinesa de Taiwan e concluíram que havia apenas 2-3% de variação morfológica do segundo pré-molar mandibular com um sistema de canais radiculares em forma de C na subpopulação chinesa de Taiwan.

METODOLOGIA

O presente estudo, intitulado "Morfologia da raiz e do canal do primeiro e segundo pré-molares inferiores - Uma análise por TCFC", foi realizado no Departamento de Dentisteria Conservadora e Endodontia e no Departamento de Medicina Oral e Radiologia do Subharti Dental College and Hospital, Meerut. O objetivo do estudo foi estudar a morfologia da raiz e do canal radicular no primeiro e segundo pré-molares mandibulares com CBCT.

ASSUNTO

Após a aprovação do comité de ética do Subharti Dental College and Hospital, Meerut (carta n.º SVC/CEF/2017, datada de 22/04/2017), foram incluídos no estudo um total de 126 pacientes que se apresentaram no Subharti Dental College entre o período de 1 de janeiro de 2017 e 30 de setembro de 2018 para tratamento dentário.

CRITÉRIOS DE INCLUSÃO

1. Pacientes que necessitaram de tratamento de canal para qualquer um dos dentes pré-molares inferiores.

2. Os pacientes com o primeiro e segundo pré-molares inferiores apresentam-se bilateralmente.
3. Pacientes sem história prévia de tratamento de canal radicular no que respeita ao 1° e 2° pré-molares mandibulares.

4. Doentes com idades compreendidas entre os 18 e os 50 anos.

CRITÉRIOS DE EXCLUSÃO

1. Pacientes com pré-molares inferiores não presentes bilateralmente.
2. Pacientes que não necessitam de tratamento de canal em pré-molares mandibulares de ambos os lados.

3. Pacientes com pré-molares com ápices abertos, reabsorção ou calcificação.
4. Mulheres grávidas.
Os doentes foram informados sobre os exames de TCFC e foi obtido o consentimento informado para a realização de TCFC e de outros procedimentos dentários.

Foram obtidos 252 exames de TCFC de 126 pacientes, nos quais foi avaliado um total de 504 dentes.

SCANNER DE CBCT

Todas as digitalizações foram efectuadas com um Dentsply Sirona ORTHOPHOS SL 3D (Sidexis 4 Imaging Software) com parâmetros de captura de imagem definidos para 85 kV e 6,0 mA e tempo de exposição de 17 segundos, com um tamanho de voxel de 0,125 mm e uma espessura de corte de 1,0 mm.

As digitalizações foram efectuadas de acordo com os protocolos recomendados pelo fabricante. De acordo com os requisitos do exame, foi utilizado um campo de visão de 50 x 50 mm e as digitalizações foram efectuadas com o modo de alta definição (HD).

Todos os exames de TCFC foram efectuados por um radiologista oral do Departamento de Medicina Oral e Radiologia.

AVALIAÇÃO DE DIGITALIZAÇÃO

As imagens de CBCT foram tiradas. O contraste e o brilho das imagens foram ajustados utilizando a ferramenta de processamento de imagens do software para garantir uma visualização óptima. As imagens axiais, coronais e sagitais foram apresentadas num monitor de 21,5 polegadas com uma resolução de 1920 x 1080 pixels. As vistas sagital, coronal e axial de cada exame foram analisadas para

ANATOMIA EXTERNA

➢ Número de raízes no primeiro e segundo pré-molares inferiores direito e esquerdo
➢ Presença de um sulco radicular ao longo do comprimento da raiz

ANATOMIA INTERNA

➢ Número de canais radiculares no primeiro e segundo pré-molares inferiores direito e esquerdo.
➢ A configuração dos canais radiculares foi analisada de acordo com a classificação de Vertucci, que inclui do Tipo I ao Tipo VIII.

➢ Correlação bilateral no primeiro e segundo pré-molares inferiores direito e esquerdo.
➢ Correlação entre a configuração dos canais e o género da população.
➢ Correlação da configuração dos canais com os lados (esquerdo/direito) da arcada dentária.

CONFIGURAÇÃO DO CANAL DA RAIZ E DA RAIZ EM FORMA DE C

➢ Os pré-molares inferiores com sulcos radiculares acentuados foram definidos como tendo uma raiz em forma de C.

➢ O pré-molar mandibular com raiz em forma de C foi classificado como um sistema de canais em forma de C se uma ou mais secções axiais apresentassem as seguintes categorias, que foram modificadas a partir da classificação proposta por Fan et al.

➢ Categoria I (C1): a forma do canal radicular era um "C" contínuo, sem separação ou divisão.

➢ Categoria II (C2): a forma do canal assemelhava-se a um ponto e vírgula resultante de uma descontinuidade no contorno do "C".

➢ Categoria III (C3): dois ou três canais separados, redondos, ovais ou planos, numa raiz em forma de C.

➢ Outros pré-molares mandibulares com raiz em forma de C foram classificados como um sistema de canais não em forma de C se as secções do terço coronal ao terço apical exibissem apenas um canal redondo, oval ou plano. [A categoria IV(C4)] e foi considerada apenas para a presença de sulco radicular ao longo da raiz.

Cada exame foi avaliado de forma independente para a interpretação dos achados radiológicos. Os achados de cada dente foram tabulados e analisados utilizando o software Sidexis 4 e Galileos.

Observação e resultados Análise estática

Os dados obtidos foram submetidos a uma análise estatística através do teste z. Todas as análises estatísticas foram efectuadas com recurso ao software Statistical Package for the Social Sciences (SPSS) versão 22.

Os dados obtidos foram submetidos a uma análise estatística através do teste z. Todas as análises estatísticas foram efectuadas com recurso ao software Statistical Package for the Social Sciences (SPSS) versão 22.

Teste Z

O teste Z é um conceito de estatística que compara as médias de duas populações. O teste Z assume uma distribuição normal sob hipótese nula. O teste Z é realizado num grande número de dados ou numa população de dados. A pontuação determinada pelo teste Z é designada por **"pontuação Z"**.

A pontuação Z pode ser aproximada quando é dado o desvio padrão da população de um grande número de dados. O teste Z utiliza um valor assumido que está geralmente dentro dos limites dos dados fornecidos para calcular a pontuação Z. Este valor é conhecido como **"variável aleatória padronizada"**.

A fórmula para calcular a pontuação Z é a seguinte

$$Z\ score = \frac{x - \bar{x}}{\sigma}$$

Onde,

x=Variável aleatória padronizada x¯ =Média dos dados σ=Desvio padrão da população.

A fórmula para o desvio-padrão da população é dada a seguir:

$$Population\ Standard\ Deviation = \frac{\sqrt{\sum_{i=1}^{n}(x_i - \bar{x})^2}}{n}$$

Onde,
σ = Desvio-padrão da população xi = Números indicados nos dados
x¯ = Média dos dados
n = Número total de itens.
Como o número total da população era superior a 100. O nível de significância foi mantido em 0,01 (p <0,01).

A Tabela 1 e o diagrama de barras 1 mostram a distribuição dos dentes com canais múltiplos em homens e mulheres. A prevalência de canais múltiplos no sexo masculino foi de 12,16% (18 de 148 dentes). A prevalência de canais múltiplos no género feminino foi de 10,7% (11 em 104). Há uma diferença estatisticamente significativa na prevalência de canais múltiplos entre homens e mulheres ao nível de significância de 0,01 (p<0,01).

Tabela 1. Distribuição dos dentes com canais múltiplos nos sexos masculino e feminino

S.NO	GÉNERO	NÚMERO DE PACIENTES (n=126)	NÚMERO DE DENTES (n=252)	NÚMERO DE DENTES COM CANAIS MÚLTIPLOS (n=29)	PERCENTAGEM	VALOR P (TESTE Z DE AMOSTRA DUPLA)
1	MALES	74	148	18	12.16%	.0029* P<.01
2	FEMININAS	52	104	11	10.57%	(SIG.)

*mostra uma diferença significativa ao nível de significância de 0,01 (p<0,01)

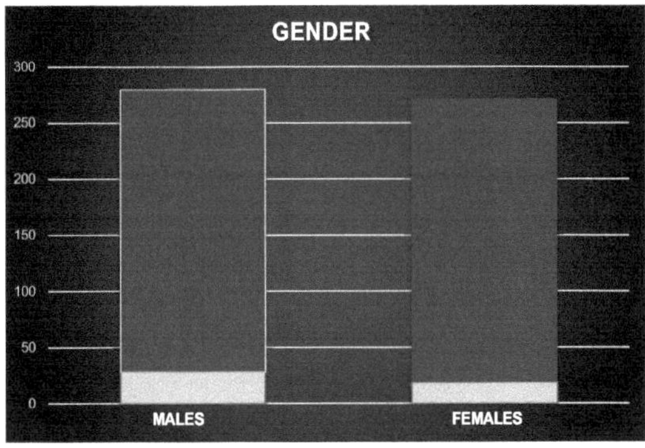

DIAGRAMA DE BARRAS 1: Distribuição dos dentes com canais múltiplos em homens e mulheres.

A tabela 2 e o diagrama de barras 2 mostram que a prevalência de dentes com sulco radicular no primeiro pré-molar inferior é de 17,85% (45 dentes em 252 dentes). A prevalência de sulco radicular no segundo pré-molar inferior é de 9,12% (23 dentes de 252 dentes). Existe uma diferença estatisticamente significativa na prevalência do sulco radicular no primeiro e segundo pré-molares inferiores ao nível de significância de 0,01 (p<0,01).

Tabela 2. Distribuição dos dentes com sulco radicular no primeiro e segundo pré-molares inferiores.

S.NO	DENTES	NÚMERO DE PACIENTES (n=252)	NÚMERO DE DENTES (n=504)	NÚMERO DE DENTES COM SULCO RADICULAR (n=68)	PERCENTAGEM	VALOR P (TESTE Z DE AMOSTRA DUPLA)
1	PRIMEIRO PREMOLAR	126	252	45	17.85%	.0002* P<.01 (SIG.)
2	SEGUNDO PRÉ-MOLAR	126	252	23	9.12%	

*mostra uma diferença significativa ao nível de significância de 0,01 (p<0,01)

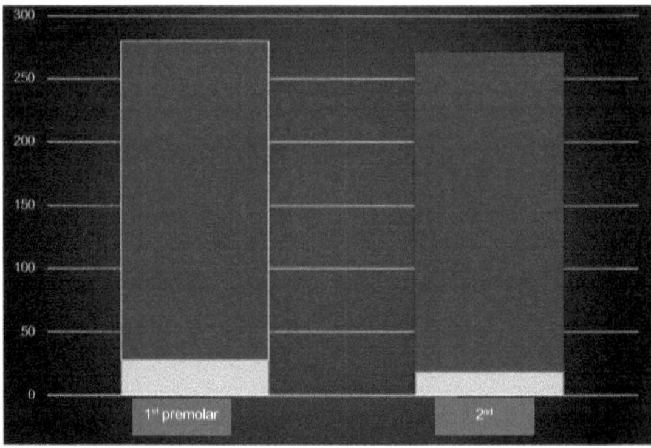

DIAGRAMA DE BARRAS 2: Distribuição dos dentes com sulco radicular no primeiro e segundo pré-molares inferiores.

A Tabela 3 e o diagrama de barras 3 mostram a distribuição dos dentes com canais múltiplos no primeiro e segundo pré-molares inferiores. A prevalência de canais múltiplos no primeiro pré-molar inferior foi de 11,90 % (30 de 252 dentes). A prevalência de canais múltiplos no segundo pré-molar inferior foi de 6,74% (17 de 252 dentes). Existe uma diferença estatisticamente significativa na distribuição de canais múltiplos no primeiro e segundo pré-molares inferiores ao nível de significância de 0,01 (p<0,01).

TABELA 3. Distribuição dos dentes com canal múltiplo no primeiro e segundo pré-molares inferiores.

S.NO	DENTES	NÚMERO DE PACIENTES (n=252)	NÚMERO DE DENTES (n=504)	NÚMERO DE DENTES COM CONFIGURAÇÃO EM C (n= 47)	PERCENTAGEM	VALOR P (TESTE Z DE AMOSTRA DUPLA)
1	PRIMEIRO PREMOLAR	126	252	30	11.90%	.001* P<.01 (SIG.)
2	SEGUNDO PRÉ-MOLAR	126	252	17	6.74%	

*mostra uma diferença significativa ao nível de significância de 0,01 (p<0,01)

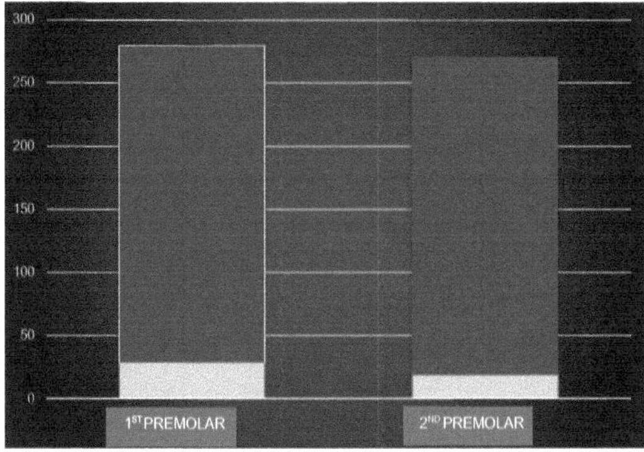

DIAGRAMA DE BARRAS 3: Distribuição dos dentes com canal múltiplo no primeiro e segundo pré-molares inferiores.

A tabela 4 e o diagrama de barras 4 mostram a distribuição do número de dentes com configuração de canal em forma de C nos primeiros e segundos pré-molares inferiores. A prevalência da configuração em forma de C no primeiro pré-molar inferior foi de 6,77% (17 de 252 dentes). A prevalência da configuração em forma de C no segundo pré-molar inferior foi de
2,77 % (7 em 252 dentes).
Existe uma diferença estatisticamente significativa na distribuição dos canais múltiplos nos primeiros e segundos pré-molares inferiores ao nível de significância de 0,01 (p<0,01).

TABELA 4. Distribuição dos dentes com configuração de canal em forma de "c" no primeiro e segundo pré-molares inferiores.

S.NO	DENTES	NÚMERO DE PACIENTES (n=252)	NÚMERO DE DENTES (n=504)	NÚMERO DE DENTES COM CONFIGURAÇÃO EM FORMA DE C (n=47)	PERCENTAGEM	VALOR P (TESTE Z DE AMOSTRA DUPLA)
1	PRIMEIRO PREMOLAR	126	252	17	6.77%	.0001* P<.01 (SIG.)
2	SEGUNDO PRÉ-MOLAR	126	252	7	2.77%	

*mostra uma diferença significativa ao nível de significância de 0,01 (p<0,01).

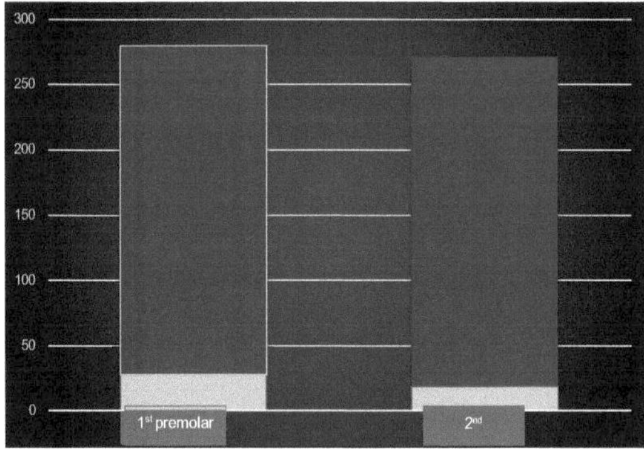

DIAGRAMA DE BARRAS 4: Distribuição dos dentes com configuração de canal em forma de C no primeiro e segundo pré-molares inferiores.

A tabela 5 e o diagrama de barras 5 mostram a distribuição dos dentes com canais múltiplos com base no lado (esquerdo/direito) nos pré-molares inferiores. A prevalência de dentes com canais múltiplos do lado esquerdo nos pré-molares inferiores foi de 11,11% (28 de 252 dentes). A prevalência de dentes com canais múltiplos do lado direito nos pré-molares inferiores foi de 7,5% (19 de 252 dentes). Há uma diferença estatisticamente significativa na distribuição dos canais múltiplos do lado esquerdo e direito nos pré-molares inferiores ao nível de significância de 0,01 (p<0,01).

TABELA 5. Distribuição dos dentes com canais múltiplos de acordo com o lado (esquerdo/direito).

S.N O	SITE	NÚMERO DE DENTES (n=504)	NÚMERO DE DENTES COM CANAIS MÚLTIPLOS (n=47)	PERCE NTAGE M	VALOR P (TESTE Z DE AMOSTRA DUPLA)
	PRIMEIR O À ESQUER DA				
1	E SEGUND O	252	28	11.11%	
	PREMOL AR				.0024*
	PRIMEIR O E				P<.01 (SIG.)
2	SEGUND O DIREITO	252	19	7.53%	
	PREMOL AR				

*mostra uma diferença significativa ao nível de significância de 0,01 (p<0,01).

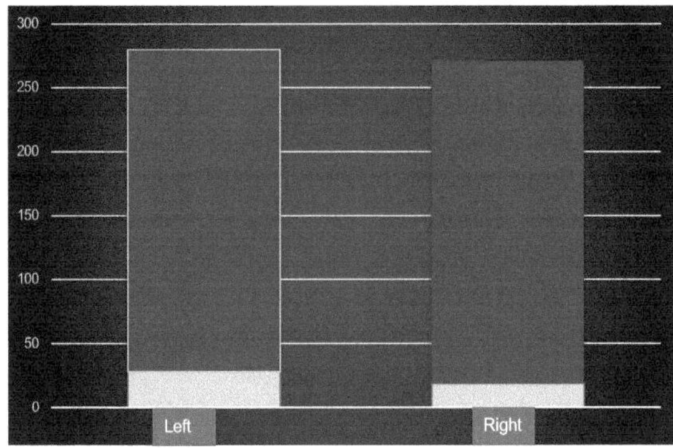

DIAGRAMA DE BARRAS 5: Distribuição dos dentes com canais múltiplos em função do lado (esquerdo/direito)

Um conhecimento abrangente da anatomia externa e interna dos dentes humanos é essencial para os procedimentos endodônticos. Os primeiros pré-molares inferiores humanos são bem conhecidos pelas suas dificuldades na técnica endodôntica, uma vez que representam um grande desafio para o tratamento endodôntico devido às variações na morfologia do seu canal radicular. Foram utilizados vários métodos para avaliar a morfologia da raiz e do canal radicular, que incluem técnicas ex-vivo e in-vivo. As técnicas ex-vivo incluem a observação direta, meios de contraste, técnicas de replicação de corantes,40 secções trituradas,41 técnicas de clareamento,42 radiografia com contraste, microtomografia computorizada (micro-CT)43 e tomografia computorizada em espiral (SCT), enquanto as técnicas in-vivo incluem a radiografia convencional, a tomografia computorizada (TC) e a tomografia computorizada de feixe cónico (CBCT). Entre as várias técnicas ex-vivo, a técnica de descalcificação é a mais utilizada, uma vez que é uma técnica simples e barata e proporciona uma visão tridimensional (3-D) do espaço pulpar em relação à superfície exterior do dente, mas a principal desvantagem desta técnica é o facto de não poder ser utilizada in-vivo, uma vez que há danos na amostra. Além disso, a maioria dos dentes extraídos recolhidos está gravemente danificada, o que dificulta a determinação exacta da notação do dente. Um impacto negativo adicional é o facto de apenas serem selecionados dentes sãos, o que pode levar a um viés de seleção.44,45 Entre as técnicas in vivo, a técnica radiográfica convencional é uma técnica não invasiva para avaliar a morfologia do canal, mas fornece uma imagem bidimensional de uma estrutura tridimensional e pode causar distorção da imagem e sobreposição de estruturas dentárias.46 Assim, para cobrir estas limitações, foi utilizada uma tecnologia radiográfica relativamente nova, conhecida como tomografia computadorizada de feixe cónico (CBCT), que utiliza um scanner de imagens extra-orais para produzir digitalizações em 3D para avaliar a morfologia do canal. Permite avaliar a anatomia interna em cortes axiais, sagitais e coronais e produz imagens de diagnóstico tridimensionais de alta qualidade, sem distorção da imagem e sobreposição de estruturas.47 Para além das imagens tridimensionais (3-D), também oferece registos volumétricos de maior resolução e precisão geométrica.48 Assim, no presente estudo, a TCFC foi escolhida para avaliar a morfologia da raiz e do canal dos primeiros e segundos pré-molares inferiores. A morfologia do canal radicular pode variar em diferentes grupos étnicos.49,50 Os dados antropológicos podem fornecer informações valiosas sobre a probabilidade de uma raiz adicional nos pré-molares inferiores de populações étnicas específicas, por exemplo, a incidência de raízes múltiplas é muito maior nos pacientes afro-americanos em comparação com os pacientes brancos nos dentes primeiros pré-molares inferiores. Assim, o papel da genética também não deve ser subestimado na determinação das variações anatómicas dos dentes humanos. As diferenças no método de análise e apresentação dos dados também podem contribuir para uma perceção incorrecta da incidência de anatomia variável. Dados apresentados pelo número de pacientes em vez do número de dentes geralmente resultam em frequências mais altas da anomalia relatada.[51] Assim, no presente estudo, o número de dentes foi considerado em vez do número de pacientes, e foram avaliados 252 dentes primeiros pré-molares e 252 dentes segundos pré-molares. Para melhor compreensão, diversos autores classificaram a morfologia interna dos dentes de várias maneiras. Em 1969, a primeira classificação foi desenvolvida por Weine et al.[52], na qual os sistemas de canais radiculares foram classificados em quatro tipos principais. Vertucci classificou os sistemas de canais radiculares em oito tipos, utilizando a técnica de clearing. Posteriormente, Sert e Bayirli acrescentaram mais quinze tipos de canais.[53] Como a classificação de Vertucci é a mais aceite e mais utilizada para a configuração dos canais radiculares, o presente estudo foi realizado com o intuito de avaliar a qualidade dos canais radiculares. Portanto, no presente estudo, a classificação de Vertucci foi utilizada para explicar a anatomia interna dos dentes. A classificação de Vertucci inclui os seguintes oito tipos de morfologia do canal radicular.[3] Tipo I (1- 1): Um único canal vai do orifício ao ápice. Tipo II (2-1): Dois canais surgem da câmara pulpar que se unem no seu percurso num só. Tipo III (1-2-1): Um canal surge da câmara pulpar e, durante o seu percurso, divide-se em dois. Estes dois canais voltam a unir-se num só antes de saírem do ápice. Tipo IV (2-2): Dois canais correm separadamente do orifício para o ápice. Tipo V (1-2): Um canal nasce no assoalho da câmara pulpar e, durante o seu percurso, divide-se em dois. Tipo VI (2-1-2): Dois canais partem da câmara pulpar e, durante o seu trajeto, unem-se num só e voltam a dividir-se em dois antes de saírem do ápice da raiz. Tipo VII (1-2-1-2): Um canal sai da câmara pulpar, divide-se e volta a unir-se no seu trajeto e, finalmente, divide-se em dois antes de sair do ápice. Tipo VIII (3-3): Três canais saem da câmara pulpar e correm independentemente em direção ao ápice. No presente estudo, em relação às raízes do primeiro pré-molar inferior, todos os dentes apresentavam uma única raiz com ou sem sulco radicular profundo. Além disso, a maioria dos dentes tinha uma raiz e um canal, que é do Tipo I em 222 dentes (87,75%), enquanto o Tipo IV estava presente em 8 dentes (3,17%), o Tipo V em 6 dentes (2,38%) e a configuração do canal em forma de C estava presente em 17 dentes (6,7%). No segundo pré-molar inferior, também verificámos que todos os dentes tinham uma raiz. A maioria dos dentes tinha apenas um canal, ou seja, 238 dentes (95,25%), o Tipo IV estava presente em 5 dentes (1,98%), o Tipo V em 2 dentes (0,79%), enquanto em 7 dentes (2,77%) foi encontrada a configuração de canal em forma de C. No presente estudo, todos os dentes primeiros pré-molares inferiores apresentavam apenas uma raiz (100%). Isso está de acordo com o estudo feito por Vertucci et al.[3] na população da Polónia e Trope et al.[54] na população dos EUA. Já Jain e Bahuguna[55] relataram a presença de duas raízes em 2,89% dos casos e Sikri et al.[56] relataram a presença de duas ou mais raízes em 3,4% dos casos na população indiana. Na população chinesa, Tian et al.[44] (2012) relataram 2% dos casos e Tian et al.[57] (2013) relataram 0,5% dos casos com duas raízes. Park et al.[24] relataram 0,1% dos casos com duas raízes na população coreana. Schulze et al.[58] relataram 0,7% de casos na população alemã. Em contraste com o nosso estudo, uma alta incidência de presença de duas raízes foi encontrada no estudo de Zillich e Dowson[59] (16,2%) na população afro-americana. Geider et al.[60]

(6,4 %) na população francesa, Trope et al.54 (5,5%) na população americana e Iyer et al.61 (3,9%) na população indiana. A presença de alta incidência de duas raízes nesses estudos pode estar relacionada à técnica radiográfica convencional utilizada no estudo. Na radiografia convencional, a presença de sulco radicular profundo e raiz em forma de C pode aparecer como duas raízes. Além disso, a raiz em forma de C não pode ser identificada pelo método radiográfico convencional. No presente estudo, a configuração do canal radicular do Tipo I (canal único que vai do orifício ao ápice) foi observada em 87,75% dos casos (222 dentes) no primeiro pré-molar inferior. Isso está de acordo com o estudo feito por Sikri et al.56 que relatou 80% dos casos com configuração de canal Tipo I na população indiana e Green D62 (86%), Trope et al54 (86,3%) na população dos EUA e Rozylo et al.63 (89,3%) na população da Polónia. A morfologia da secção transversal da maioria dos canais com configuração de canal Tipo I no presente estudo era oval no terço coronal, circular ou oval no terço médio e circular no terço apical. No presente estudo, a configuração de canal do Tipo II não foi observada em nenhum dos casos (0%). Isso está de acordo com o estudo feito por Vertucci F3 na população da Polónia e Baisden et al64 na população dos EUA. Além disso, Liu et al.9 e Tian et al.44, na população chinesa, não encontraram nenhum caso com configuração de canal Tipo II. Por outro lado, Sikri et al.56 (9%), Iyer et al.61 (1%), Velmurugal e Sandhya16 (6%), Parekh et al.65 (5%), Jain e Bahugana55 (8%) relataram diferentes percentuais de casos com configuração de canal Tipo II na população indiana. No presente estudo, não foi observado nenhum caso (0%) com configuração de canal do Tipo III. Isso está de acordo com o estudo feito por Iyer et al.61 na população indiana e Baisden et al.64 na população dos EUA. Jain e Bahuguna55 relataram 3,7%, Sikri et al.56 3%, Velmurugun e Sandhya16 3%, Parekh et al.65 5% de casos na população indiana. A presença da configuração Tipo II ou Tipo III pode estar relacionada à presença do sulco radicular apenas no terço médio da raiz, não se estendendo ao terço apical da raiz. No presente estudo, em todos os dentes com sulco radicular, o sulco se estendia até o ápice. Assim, não resultaram dentes com configuração de canal do Tipo II ou do Tipo III. No presente estudo, a configuração do canal do Tipo IV foi observada em 3,17% (8 dentes) dos casos no primeiro pré-molar inferior. Isso está de acordo com o estudo feito por Jain e Bahuguna55, que também relatou 3,9% de casos com configuração de canal Tipo IV na população indiana. Além disso, Rahimi et al.66 relataram 3,8% de casos na população do Irão. Em contraste com o presente estudo, a alta incidência da configuração Tipo IV foi relatada por Parekh et al.65 em 25% dos casos, Iyer et al.61 em 20,8% dos casos e Velmurugun e Sandhya16 relataram 10% dos casos na população indiana. Por outro lado, Sikri et al.56 relataram 2% dos casos com configuração de canal Tipo IV na população indiana. A presença do canal do Tipo IV pode estar relacionada com a presença de um sulco radicular profundo que se estende até ao ápice. No presente estudo, a configuração do Tipo V foi observada em 2,38% (5 dentes) dos casos com raiz oval única, assim como a configuração do canal do Tipo V estava presente em todos os dentes com configuração de canal em forma de C, que estava presente em 6,77% dos casos (17 dentes). Assim, a configuração geral do tipo V estava presente em 9,15% dos casos (22 dentes) no primeiro pré-molar inferior. Isso está de acordo com o estudo feito por Tian et al.44 (2012) e Tian et al. 59 (2013), que relataram a configuração do canal Tipo V em 9,8% e 9,3% dos casos, respetivamente, na população chinesa. Velmumugan e Sandhya16 relataram 8%, Jain e Bahuguna 55 (17,4%), Parekh et al.65 (12,5%) casos na população indiana. Por outro lado, Iyer et al.61 relataram apenas 2,5% e Sikri et al.56 4% dos casos. No presente estudo, o Tipo VI e o Tipo VII não estavam presentes em nenhum dos casos, ou seja, 0%. Isso está de acordo com o estudo feito por Velmumugan e Sandhya16, Sikri et al.56 e Iyer et al.61, que também não relataram nenhum caso com configuração de canal Tipo VI ou Tipo VII na população indiana. Por outro lado, Parekh et al.65 Jain e Bahuguna55 relataram 2,5% e 7% de casos, respetivamente (apenas um dente em ambos os estudos), com configuração de canal do Tipo VI. No presente estudo, a configuração do canal do Tipo VIII estava presente em 0,78% dos casos (dois dentes num único paciente). Isso está de acordo com o estudo feito por Iyer et al.61 , que também relatou 0,4% dos casos com configuração de canal do Tipo VIII na população indiana. Tien et al.44, em 2012, e Tien et al.57, em 2013, também relataram configuração de canal tipo VIII em 0,6% e 0,7% dos casos, respetivamente. No presente estudo, todos os dentes segundos pré-molares inferiores estavam presentes com uma única raiz, ou seja, 100% em todos os casos. Isso está de acordo com o estudo feito por Vertucci na população da Polónia, Barrett na população dos EUA, Tien et al. (2012) na população chinesa. Rahimi na população do Irão e Sert e Bayirli na população da Turquia, que também relataram segundos pré-molares inferiores com raiz única em 100% dos casos. Por outro lado, Geider et al.60 , na população francesa, apresentaram 2,4% e Sikri et al.56 (2,1%), na população indiana, relataram casos com duas ou mais raízes. No presente estudo, o canal radicular do Tipo I foi observado em 95,25% dos casos (240 dentes) no segundo pré-molar inferior. Isso está de acordo com o estudo feito por Vertucci et al.3 (97,5%) na população polaca, Tian et al.57 (97,2%) na população chinesa e Miyoshi et al.67 (97,9%) na população japonesa. No presente estudo, a configuração do canal do Tipo II, ou seja, dois canais que surgem da câmara pulpar e que se unem no seu curso num só, não foi observada em nenhum dos casos (0%) no segundo pré-molar inferior. Isto está de acordo com o estudo feito por Vertucci F3 na população da Polónia. Parekh et al65 na população indiana também não encontraram nenhum caso com configuração de canal Tipo II. Em contraste com o presente estudo, Sikri et al.68 relataram 9% dos casos com configuração de canal Tipo II na população indiana. Awawden e Al-Qudah68 relataram 3,8% de casos na população da Jordânia e Rahimi et al.66 relataram 7,9% de casos com configuração de canal do Tipo II na população iraniana. No presente estudo, nenhum caso (0%) com configuração de canal Tipo III foi observado em pré-molar mandibular. Este facto está de acordo com o estudo realizado por Parekh et al.65 na população indiana, que também não registou nenhum caso com configuração de canal Tipo III. Em contraste, Sert e Bayirli 53 relataram 3,5% dos casos na população turca e Rahimi et al.66 relataram 9,9% na população iraniana. No presente estudo, a configuração do canal do Tipo IV foi observada em 3,17% dos casos (8 dentes) no segundo pré-molar inferior. Sikri et al.56 e Parekh et al.65 relataram 2,0% e 2,5% de casos, respetivamente, com configuração de canal Tipo IV na população indiana. Por outro lado, Rahimi et al.66 relataram 5,9 % na população iraniana e Awawdeh e Al-Qudah68 relataram 7,5 % dos casos na população da Jordânia. Sert e Bayirli 53 relataram 9% dos casos na população da Turquia com configuração de canal Tipo IV. A presença do canal do Tipo IV pode estar relacionada à presença de um sulco radicular profundo ao longo do comprimento da raiz até o ápice. No presente estudo, a configuração do canal do Tipo V foi observada em 0,79% (2 dentes) dos casos com raiz oval única. A configuração de canal tipo V também estava presente em todos os dentes com configuração de canal em forma de C, que era de 2,77% (7 dentes). Assim, a configuração geral do Tipo V estava presente em 3,56% dos casos (9 dentes) no presente estudo. Parekh et al.65 relataram 17,5% dos casos e Sikri et al.56 relataram 4% dos casos com configuração Tipo V na população indiana. Já Tian et al.57 relataram apenas 1,69% na população chinesa e Awawdeh e Al-Quda68 relataram 15,3% na população da Jordânia. No presente estudo, as configurações de canal Tipo VI, VII e Tipo VIII não foram encontradas em nenhum dente. Isto está de acordo com o estudo efectuado por Parekh et al.65 e Sikri et al.56 na população indiana. Assim como Vertucci F3 na população polaca e Tian et al.57 na população chinesa. No presente estudo, foi encontrada uma diferença estatisticamente significativa na morfologia do canal radicular entre os dois géneros (Tabela 1). Park et al.24, numa população coreana, e Aminsobhani et al.69, numa população iraniana, avaliaram as imagens de TCFC dos pré-molares inferiores em relação ao género. Embora a morfologia do canal radicular fosse diferente entre os dois sexos, não houve diferença estatisticamente significativa. Num estudo realizado por Serman e Hasselgren70 , mais mulheres apresentaram múltiplas raízes e/ou canais no primeiro pré-molar inferior, enquanto mais homens revelaram múltiplas raízes e/ou canais no segundo pré-molar inferior.Sert e Bayirli53 também relataram a maior incidência de primeiro pré-molar inferior com dois ou mais canais no sexo feminino (44% vs. 35%) e segundo pré-molar inferior com dois ou mais canais no sexo masculino (43% vs. 15%). O sulco radicular pode ser considerado como uma invaginação do desenvolvimento, que pode ser encontrada na maioria dos primeiros pré-molares inferiores. A presença de um sulco, especialmente um sulco profundo, pode aumentar a incidência de sistema de canais múltiplos.48 No presente estudo, dos 252 primeiros pré-molares inferiores estudados, 68 dentes (26,9%) apresentavam sulco radicular. A maioria dos sulcos (92%) estava localizada na superfície mesial (seja no centro da superfície mesial ou no aspeto mesio-lingual) da raiz, seguida pela superfície lingual e distal em todos os dentes. Apenas alguns autores descreveram o sistema de configuração do canal radicular dos dentes pré-molares inferiores com sulco radicular.57,66,67 Awawdeh e Al-Qudha68 relataram a incidência de sulco mesial encontrada em 17,6% dos primeiros pré-molares inferiores. No presente estudo, o sulco radicular foi associado à configuração do canal em forma de C e à configuração do canal tipo IV e tipo V. De acordo com o presente, há mais hipóteses de estudo Cleghorn et al.71 também afirmaram que, quando o sulco radicular está presente, os canais múltiplos com configuração mais complexa. Awawdeh e Al-Qudha68 também relataram a ocorrência de configuração de canal do Tipo V na maioria dos dentes, seguida por configurações de canais adicionais, ou seja, Tipo III e Tipo II, em dentes com presença de sulco radicular. Além disso, o sulco profundo óbvio resulta na secção transversal da raiz em forma de C, o que pode aumentar a dificuldade do tratamento endodôntico. Estudos indicaram que os sulcos radiculares podem influenciar a espessura da parede e a forma e o tipo do canal radicular.45-47 No presente estudo, houve uma diferença estatisticamente significativa na prevalência do sulco radicular profundo no primeiro pré-molar inferior em comparação com o segundo pré-molar inferior (Tabela 2). Em concordância com o presente estudo, Martins et al.37 observaram sulco radicular no primeiro pré-molar inferior em 16,2% dos casos (42 dentes) e 1,8% no segundo pré-molar inferior. No nosso estudo, o sulco radicular esteve presente unilateralmente em 70% dos casos e apenas 30% apresentaram resultados bilaterais. Isso está de acordo com o estudo realizado por Martins et al.37, que também observaram o sulco radicular presente unilateralmente em 75% dos casos e bilateralmente apenas em 25%. Neste estudo, observou-se maior prevalência de sulco radicular na população masculina. O pré-molar mandibular com sulcos radiculares profundos foi definido como tendo uma raiz em forma de C. O pré-molar mandibular com raiz em forma de C foi classificado como tendo um sistema de canais em forma de C se uma ou mais secções axiais exibissem qualquer uma das seguintes categorias, que foram modificadas a partir da classificação proposta por Fan et al.72 Categoria I (C1): a forma do canal radicular era um "C" contínuo, sem separação ou divisão. Categoria II (C2): a forma do canal assemelhava-se a um ponto e vírgula, resultante de uma descontinuidade no contorno do "C". Categoria III (C3): dois ou três canais separados, redondos, ovais ou planos, numa raiz em forma de "C". Outros pré-molares mandibulares com raiz em forma de "C" foram classificados como um sistema de canais não em forma de "C" se as secções do terço coronal ao terço apical apresentassem apenas um canal redondo, oval ou plano. [A categoria IV(C4)] e foi considerada apenas para a presença de sulco radicular ao longo do comprimento da raiz. No presente estudo, a configuração do canal em forma de C estava presente em 6,77% dos casos (17 dentes) no primeiro pré-molar inferior. É menos do que o relatado por Sikri et al.56, que relatou 10,7%, mas mais do que o relatado por Sandhya R et al.15 (2%) e Velmurugan e Sandhya16 (1%) na população indiana. Na população chinesa, Lian et al. relataram 4% dos casos e Tian et al.57 relataram 1,1% dos casos com configuração de canal em forma de C. Parekh et al.65Jain e Bahuguna55 não relataram nenhum dos casos com configuração de canal em forma de C nos primeiros pré-molares inferiores. Da mesma forma, Geider et al.60, Vertucci et al.3 Sabala et al.73, Green D62, Zillich e Dowson et al.59 e Trope et al.54 não relataram nenhum caso de configuração de canal em forma de C em seus estudos em primeiros pré-molares inferiores de vários países. No presente estudo, a configuração de canal em forma de C estava presente em 2,7% dos casos (7 dentes) no segundo pré-molar inferior, o que está de acordo com o estudo feito por Rahimi et al.66 que também relatou 2,0% de casos com configuração de canal em forma de C na população iraniana. 44 mostrou que a prevalência de canais radiculares em forma de C foi de 0,6% nos segundos prémolares inferiores na população chinesa, utilizando a TCFC. Por outro lado, os estudos realizados por Sikri et al.56 e Parekh et al.65 na população indiana, assim como Rozylo et al.63, Vertucci F3, Zellich e Dowson59, Green D62 e Miyoshi et al.67 na população de vários países não encontraram nenhum segundo pré-molar inferior com configuração de canal em forma de C. No nosso estudo, foi encontrada uma diferença estatisticamente significativa na ocorrência de canais múltiplos, incluindo o sistema de canais em forma de C, com base no género e no lado (esquerdo/direito) (Tabela 1,5). Houve uma maior prevalência de canais múltiplos na população masculina em comparação com a população feminina (Tabela 1). Houve maior prevalência de canais múltiplos no lado esquerdo em comparação com o lado direito (Tabela 5). Em contraste com o nosso estudo, Zheng Q et al.74 observaram no seu estudo que a configuração do canal em forma de C ocorria independentemente do género, idade e posição do dente. No presente estudo, foi encontrada uma diferença estatisticamente significativa na ocorrência da configuração do canal em forma de C e do sistema de canais múltiplos no primeiro pré-molar em comparação com o segundo pré-molar (Tabela 3,4). Isso está de acordo com o estudo realizado por Sikri et al.56 (1,7% e 0%) na população indiana. Tian et al.44 , em 2012, relataram 1,1% e 0,6% de casos na população chinesa e Rahimi et al.66 2,4% e 2% de casos na população iraniana.

CONCLUSÃO

Dentro das limitações do presente estudo, pode concluir-se que:

1. Todos os primeiros e segundos pré-molares inferiores tinham uma única raiz, com ou sem sulco radicular profundo.
2. No primeiro pré-molar inferior, a configuração do canal do Tipo I foi a mais prevalente, seguida do Tipo IV, Tipo V e Tipo VIII.
3. No segundo pré-molar inferior, a configuração do canal do Tipo I foi a mais prevalente, seguida do Tipo IV e do Tipo V.
4. A presença de um sulco radicular profundo resultou numa anatomia radicular em forma de C.
5. A presença de um sulco radicular profundo no terço médio e apical foi associada à configuração do canal tipo IV ou V.
6. A configuração do canal em forma de C pode existir no primeiro e segundo pré-molares inferiores.
7. A configuração do canal em forma de C é mais prevalente no primeiro pré-molar e no segundo pré-molar inferiores.

RESUMO

O presente estudo, intitulado "Morfologia da raiz e do canal do primeiro e segundo pré-molares inferiores - Uma análise por CBCT", foi realizado no Departamento de Dentisteria Conservadora e Endodontia, Subharti Dental College and Hospital, Meerut, em colaboração com o Departamento de Medicina Oral e Radiologia, Subharti Dental College, Meerut. O objetivo deste estudo foi avaliar a morfologia da raiz e do canal radicular do primeiro e segundo pré-molares inferiores utilizando a TCFC. Após a aprovação do comité de ética da Faculdade de Medicina Dentária de Subharti, Universidade Swami Vivekanand Subharti (carta n.º SVC/CEF/2017 datada de 22/04/2017), foi incluído no estudo um total de 126 pacientes que se apresentaram na Faculdade de Medicina Dentária de Subharti entre o período de 1 de janeiro de 2017 e 30 de setembro de 2018 para tratamento dentário. Todas as digitalizações foram efectuadas utilizando um Dentsply Sirona ORTHOPHOS SL 3D (Sidexis 4 Imaging Software) com parâmetros de captura de imagem definidos para 85 kV e 6,0 mA e um tempo de exposição de 17 segundos, com um tamanho de voxel de 0,125 mm e uma espessura de corte de 1,0 mm. Os exames foram efectuados de acordo com os protocolos recomendados pelo fabricante. De acordo com os requisitos do exame, foi utilizado um campo de visão de 50 x 50 mm e os exames foram efectuados no modo de alta definição (HD). Todos os exames de TCFC foram efectuados por um radiologista oral do Departamento de Medicina Oral e Radiologia. As imagens de TCFC foram obtidas. O contraste e o brilho das imagens foram ajustados utilizando a ferramenta de processamento de imagens do software para garantir uma visualização óptima. As imagens seccionais axiais, coronais e sagitais foram apresentadas num monitor de 21,5 polegadas com uma resolução de 1920 x 1080 pixels. Foram analisadas as vistas sagital, coronal e axial de cada exame. As digitalizações foram avaliadas quanto à presença de sulco radicular profundo, configuração do canal radicular de acordo com a classificação de Vertucci e Fan et al. modificada no primeiro e segundo pré-molares mandibulares. No presente estudo, no primeiro pré-molar mandibular, a configuração do canal radicular do Tipo I foi a mais comum e foi observada em 87,75% dos casos, seguida pela configuração do canal do Tipo IV em 3,17% dos casos. A configuração de canal do tipo V foi observada em 2,38% dos casos com raiz oval única, assim como a configuração de canal do tipo V estava presente em todos os dentes com configuração de canal em forma de C, que era de 6,77%. Assim, a configuração geral do tipo V estava presente em 9,15% dos casos. A configuração do canal do tipo VIII estava presente em 0,78% dos casos. No presente estudo, nenhum dos casos apresentava uma configuração de canal de Tipo II, Tipo III, Tipo VI e Tipo VII. No presente estudo, no segundo pré-molar inferior, a configuração do canal radicular do Tipo I também foi a mais comum e foi observada em 95,25% dos casos. A configuração do canal do Tipo IV foi observada em 3,17% dos casos e a configuração do Tipo V em 0,79% dos casos. A configuração de canal do Tipo V também estava presente em todos os dentes com configuração de canal em forma de C, que era de 2,77%. Assim, no geral, a configuração do canal do Tipo V estava presente em 3,56% dos casos. No presente estudo, a configuração do canal do Tipo II, Tipo III, Tipo VI, VII e Tipo VIII não foi encontrada em nenhum dente do segundo pré-molar inferior. No presente estudo, dos 252 primeiros pré-molares inferiores estudados, 68 dentes (26,9%) apresentavam sulco radicular. A maioria dos sulcos (92%) estava localizada na superfície mesial (no centro da superfície mesial ou no aspeto mesiolingual) da raiz, seguida pela superfície lingual e distal em todos os dentes. O sulco radicular estava presente unilateralmente em 70% dos casos e apenas 30% apresentaram resultados bilaterais. No presente estudo, o sulco evidente estava relacionado com a configuração da raiz e do canal em forma de C.

REFERÊNCIAS

1. Moeller L, Wenzel A. Wegge-Larsen AM, Ding M, Kirkevang LL. Qualidade das obturações radiculares efectuadas com duas técnicas de obturação radicular. Um estudo in vitro utilizando micro-CT. Ata Odontol Scand 2013;71:689-6

2. Shakouie S. Primeiros Molares Maxilares de Duas Raízes com Dois Canais. Iran Endod J 2013;8(1):29-2.
3. Vertucci F. Anatomia do canal radicular dos dentes permanentes humanos. Oral Surg Oral Med Oral Pathol 1984;58:589-9.

4. Rajasekhara S. Avaliação por tomografia computorizada de feixe cónico e tratamento endodôntico de um segundo molar inferior permanente com quatro raízes. J Conserv Dent 2014;17:385-8.

5. Raj UJ, Mylswamy S. Morfologia do canal radicular dos segundos pré-molares maxilares num
população indiana. J Conserv Dent 2010;13(3):148-1.
6. Reich D, Thangaraj K, Patterson N, Price AL, Singh L. Reconstructing Indian population history. Nature 2009;61:489-4.

7. Morales K, Garrido I, Pascual J, Duran F. Sindreu Aplicações endodônticas do cone
tomografia computorizada de feixe de luz. Jornal Italiano de Endodontia 2015;29(2):38-50.
8. Tachibana H, Matsumoto K. Aplicabilidade da tomografia computorizada de raios X em
endodontia. Endod Dent Traumatol 1990;6(1):16-20.
9. Liu N, Li X, Liu N. Um estudo de tomografia microcomputada da morfologia do canal radicular do primeiro pré-molar inferior numa população do sudoeste da China. Clinical Oral Investigation 2013;17:999-1007.

10. Tzu-Yi Lu, Shue-Fen Yang, Sheng-Fang Pai. Morfologia do canal radicular complicado do primeiro pré-molar mandibular numa população chinesa utilizando o método de secção transversal. J Endod 2006;32:932-6.

11. Awawdeh LA, Al-Qudah AA. Forma da raiz e morfologia do canal dos pré-molares inferiores numa população jordana. Int Endod J 2008;41:240-8.

12. Matherne RP, Angelopoulos C, Kulild JC, Tira D. Utilização da tomografia computorizada de feixe cónico para identificar sistemas de canais radiculares in vitro. J Endod 2008;34:87-9.
13. Rahimi S, Shahi S, Yavari HR, Reyhani MF, Ebrahimi ME, Rajabi E. Estudo estereomicroscópico dos ápices radiculares dos incisivos centrais superiores humanos e dos segundos pré-molares inferiores numa população iraniana. J Oral Sci 2009;51:411-5.

14. Pour M, Farhad Mollashahi N, Mousavi E, SalarPour E. Avaliação do efeito do tipo de dente e da configuração do canal no tamanho da coroa em pré-molares mandibulares por tomografia computorizada de feixe cónico. Iran Endod J 2013;8:153-6.

15. Sandhya R, Velmurugan N, Kandaswamy D. Avaliação da morfologia dos canais radiculares dos primeiros pré-molares mandibulares na população indiana através de tomografia computorizada em espiral: Um estudo in vitro. Indian J Dent Res 2010;21:169-3.

16. Velmurugan N, Sandhya R. Morfologia do canal radicular dos primeiros pré-molares inferiores numa população indiana: um estudo laboratorial. Int Endod J 2009;42:54-8.

17. Kamburoğlu K, Kursun S. Uma comparação da exatidão de diagnóstico da CBCT imagens de diferentes resoluções de voxel utilizadas para detetar pequenas cavidades de reabsorção interna simuladas. Int Endod J 2010; 43:798-07.

18. Kamburoğlu K, Murat S, Kolsuz E, Kurt H, Yüksel S, Paksoy C. Avaliação comparativa da qualidade subjectiva da imagem de exames de tomografia computorizada de feixe cónico transversal. J Oral Sci 2011;53:501-8.

19. Hatem A, Alhadainy. Configuração do canal dos primeiros pré-molares inferiores numa população egípcia. J Adv Res 2013;4:123-8.

20. Walker R. Anatomia do canal radicular dos primeiros pré-molares inferiores numa população do sul da China. Endod dent traum 2013;4(5):226-8.

21. Xuan Yu, Bin Guo, Ke-Zeng Li, Ru Zhang, Yuan-Yuan Tian, Hu Wang et al. Estudo de tomografia computorizada de feixe cónico da morfologia da raiz e do canal dos pré-molares mandibulares numa população chinesa ocidental. BMC Med Imaging 2012;12:18.

22. Bolhari B, Assadian H, Fattah T. Avaliação da morfologia do canal radicular dos segundos pré-molares mandibulares numa população iraniana. J Dent (Teerão) 2013;10:516-21.

23. Kottoor J, Albuquerque D, Velmurugan N, Kuruvilla J .Anatomia da raiz e configuração do canal radicular dos pré-molares mandibulares permanentes humanos: uma revisão sistemática, Anat Res Int 2013;4:14.

24. Park JB, Kim NR, Park S, Kim Y,Ko Y. Avaliação da anatomia radicular de pré-molares e molares mandibulares permanentes numa população coreana com tomografia computorizada de feixe cónico. Eur J Dent 2013;7:94-101.

25. Moor D, Calberson F. Tratamento do canal radicular num segundo pré-molar mandibular com três canais radiculares. J Endod 2013;31(4):310-13.

26. Yadav RK, Chandra A, Tikku AP, Rathinavel C. Morfologia do canal radicular dos segundos pré-molares mandibulares na subpopulação do norte da Índia. Int J Sci Res Publications 2013;3:1-4.

27. Huang YD, Wu J, Sheu RJ, Chen MH, Chien DL, Huang YT, Huang CC, Chen YJ. Avaliação da raiz e dos sistemas de canais radiculares dos primeiros pré-molares inferiores em pacientes do norte de Taiwan utilizando tomografia computorizada de feixe cónico. J Formos Med Assoc. 2015;114:1129-34.

28. Llena C, Fernandez J, Ortolani PS, Forner L. Análise por tomografia computorizada de feixe cónico da morfologia da raiz e do canal dos pré-molares mandibulares numa população espanhola. Imaging Sci Dent. 2014;44: 221-7.

29. Ok E, Altunsoy M, Nur BG, Aglarci OS, Çolak M, Güngör E. Um estudo de tomografia computorizada de feixe cónico da morfologia do canal radicular dos pré-molares maxilares e mandibulares numa população turca. Ata Odontol Scand 2014;72:701-6.

30. Shetty A, Hegde MN, Tahiliani D, Shetty H,Bhat GT, Shetty S. Um estudo tridimensional das variações na morfologia do canal radicular utilizando a tomografia computorizada de feixe cónico dos pré-molares mandibulares numa população do sul da Índia. J Clin Diagn Res 2014;8: 22-4.

31. Kazemipoor M, Poorkheradmand M, Rezaeian M, Safi Y. Avaliação por CBCT da morfologia da raiz e do canal em pré-molares inferiores numa população iraniana. Chin J Dent Res. 2015;18:191-6.

32. Kazemipoor M, Hajighasemi A, Hakimian R. Diferença de género e morfologia do canal radicular nos pré-molares inferiores: um estudo de tomografia computorizada de feixe cónico numa população iraniana. Contemp Clin Dent. 2015;6:401-4.

33. Celikten B, Orhan K, Aksoy U. Avaliação por TC de feixe cónico da morfologia do canal radicular dos pré-molares maxilares e mandibulares numa população cipriota turca. BDJ Open 2016;15:1-5.

34. Monsarrat P, Arcaute B, Peters OA. Inter-relações na variabilidade da anatomia do canal radicular entre os dentes permanentes: uma abordagem de boca inteira por TC de feixe cônico. PLoS 2016;11:24-6.

35. Neelakantan P, Subbarao C, Subbarao CV. Avaliação comparativa da técnica modificada de coloração e desobstrução do canal, tomografia computorizada de feixe cónico, tomografia computorizada quantitativa periférica, tomografia computorizada em espiral e radiografia digital simples e com contraste no estudo da morfologia do canal radicular. J Endod 2016;36:1547-51

36. Burklein S, Heck R, Schafer E. Avaliação da anatomia do canal radicular dos pré-molares maxilares e mandibulares numa população alemã selecionada, utilizando dados de tomografia computorizada de feixe cónico. J Endod 2017 43,(9);1448-52.

37. Martins JNR, Francisco H, Ordinola-Zapata R. Prevalência de configurações em forma de C nos primeiros e segundos pré-molares inferiores: um estudo in vivo de tomografia computadorizada de feixe cônico. J Endod 2017;43:890-5.

38. Wu YC, Cathy Tsai YW, Cheng WC, Weng PW, Su CC, Chiang HS et al.

Relação da Incidência de Configurações de Canais Radiculares em Forma de C de Primeiros Pré-Molares Mandibulares com Raízes Distolingues em Primeiros Molares Mandibulares numa População de Taiwan: Um estudo de tomografia computorizada de feixe cónico. J
Endod. 2018 Oct;44(10):1492-9.

39. Chin Y , Chia- L, Chen Y , Chen G, Yang S. Um estudo de tomografia computorizada de feixe cónico de sistemas de canais radiculares em forma de C em segundos pré-molares mandibulares numa subpopulação chinesa de Taiwan. Jornal da Associação Médica de Formosan 2018;117(12):1086-2.
40. Carns E, Skidmore A. Configurações e desvios dos canais radiculares dos primeiros pré-molares superiores. Oral Surg Oral Med Oral Pathol 1973;36: 880-6.

41. Seidberg B, Altman M, Guttuso J, Suson M. Frequência de dois canais radiculares mesio-vestibulares em primeiros molares superiores permanentes. J Am Dent Assoc 1973;87:852-6.

42. Madeira M, Hetem S. Incidência de bifurcações em incisivos inferiores. Oral Surg Oral Med Oral Pathol 1973; 36:589-1.

43. Crăciunescu EL, Boariu M, IoniȚă C, Pop DM, Sinescu C, Romînu M. Micro-CT e investigações imagísticas de microscopia ótica da morfologia do canal radicular. Rom J Morphol Embryol. 2016;57(3):1069-73.

44. Tian Y, Guo R, Zhang R. Morfologia da raiz e do canal dos primeiros pré-molares superiores numa subpopulação chinesa avaliada através de tomografia computorizada de feixe cónico. Int Endod J. 2012 45(11):996-1003.

45. Yoshioka T, Villegas J, Kobayashi C, Suda H. Avaliação radiográfica da multiplicidade de canais radiculares em primeiros pré-molares inferiores. J Endod 2004;30(2):73-4.

46. Tzanetakis GN, Lagoudakos TA, Kontakiotis EG. Tratamento endodôntico de um segundo pré-molar inferior com quatro canais utilizando o microscópio operatório. J Endod 2007;33:318-21.

47. Dutta P, Zahir H, Kundu H, Dutta K. Different method of studying root canal morphology of human tooth: A review. Bangla J Dent Res Edu 2013; 5:59-63.

48. Chen J, Li X, Su Y, Zhang D, Wen X, Nie X, et al. Estudo por microtomografia computadorizada da relação entre os sulcos radiculares e a morfologia do canal radicular em primeiros pré-molares inferiores. Clin Oral Investig,2015;19(2):329-34.

49.Butler P. Dental merism and tooth development. J Dent Res 1967;46(5): 845-50.
50. Geider P, Perrin C, Fontaine M. Anatomia endodôntica dos pré-molares inferiores-aproposta de 669 casos. J d'Odontologie Conservatrice 1989; 10:11-5.

51. Trope M, Elfenbein L, Tronstad L. Pré-molares mandibulares com mais de um canal radicular em diferentes grupos raciais. J Endod 1986; 12(8):343-5.

52. Weine FS, Healey HJ, Gerstein H, Evanson L. Configuração do canal na raiz

mesiovestibular do primeiro molar superior e seu significado endodôntico. Oral Surg Oral Med Oral Pathol 1969;28(3):419-5.

53. Sert S, Bayirli GS. Avaliação das configurações dos canais radiculares dos dentes permanentes mandibulares e maxilares por género na população turca. J Endod 2004;30(6):391-8.

54. Trope M., Elfenbein L., Tronstad L. Pré-molares mandibulares com mais de um canal radicular em diferentes grupos raciais. J Endod 1986;12(8),343-5.

55. Jain A, Bahuguna R. Morfologia do canal radicular do primeiro pré-molar inferior numa população gujurati - um estudo in vitro. J Dent Res 2011;8(3):118-22.

56. Sikri VK, Sikri P. Pré-molares mandibulares: aberrações na morfologia do espaço pulpar. Ind J Dent Res 1994;5(1): 9-14.

57. Tian YY, Guo K, R. Zhang. Morfologia da raiz e do canal dos primeiros pré-molares superiores numa subpopulação chinesa avaliada através de tomografia computorizada de feixe cónico. Int Endod J 2013; 39:435-8.

58. Schulze C. Anomalias do desenvolvimento dos dentes e dos maxilares. Em Thoma's Oral Pathology 1970 (6):106-7.

59. Zillich R, Dowson J. Morfologia do canal radicular dos primeiros e segundos pré-molares inferiores. Oral Surg Oral Med Oral Pathol 1973;36 (5):738-4.

60. Geider P, Perrin F, Fontaine M. Anatomia endodôntica dos pré-molares inferiores-aproposta de 669 casos. J d' Odontologie Conservatrice, 1989;10:11-5.

61. Iyer V, Indira R, Ramachandran S, Srinivasan M. Variações anatómicas dos pré-molares mandibulares na população de Chennai. Ind J Dent Res 2006;17(1):7-10.

62. Green D. Canais duplos em raízes simples. Oral Surg Oral Med e Oral Pathol 1973; 35(5): 689-6.

63. Rozyło TK, Miazek M, R'ozyło-Kalinowska I, Burdan P. Morfologia dos canais radiculares em dentes pré-molares adultos. Folia Morphologica 2008;67(4): 280-5.

64. Baisden M, Kulild JC, Weller R. Configuração do canal radicular do primeiro pré-molar inferior. J Endod 1992; 10(18):505-8.

65. Parekh V, Shah H, Joshi H. Morfologia do canal radicular e variações dos pré-molares mandibulares através da técnica de desobstrução: Um estudo in-vitro. J Contemp Dent Practice 2011;12(4):318-21.

66. Rahimi H, Shahi S, Yavari S, Manafi H, Eskandarzadeh H. Configuração do canal radicular do primeiro e segundo pré-molares inferiores numa população iraniana. J Dent Res Dent Clinics Dent Prospects 2007;1: 59-64.

67. Miyoshi S, Fujiwara J, Tsuji R, Yamamoto. Canais radiculares bifurcados e diâmetro da coroa. J Dent Res 1977;56(11) :1425.

68. Awawdeh LA, Al-Qudah AA. Morfologia do canal radicular dos pré-molares

inferiores numa população jordana. Int Endod J 2008;41(3):240-8.

69. Aminsobhani M, Bolhari B, Shokouhinejad N, Ghorbanzadeh A, Ghabraei S, Rahmani MB. Primeiro e segundo molares inferiores com três canais mesiais: uma série de casos. Iran Endod J 2010;5(1):36-9.

70. Serman NJ, Hasselgren G. A incidência radiográfica de raízes e canais múltiplos em pré-molares inferiores humanos. Int Endod J. 1992;25:234-7.

71. Cleghorn B, Christie W, Dong C. A morfologia da raiz e do canal radicular do primeiro pré-molar inferior humano: Uma revisão da literatura. J Endod 2007;33:509-16.

72. Fan B, Yang J, Gutmann JC, Fan M. Sistemas de canais radiculares em primeiros pré-molares mandibulares com configurações radiculares em forma de C. Parte I: mapeamento por tomografia microcomputada das secções transversais dos canais radiculares associados. Parte I: mapeamento por tomografia microcomputada do sulco radicular e secções transversais dos canais radiculares associados. J Endod 2008;34(11):1337-41.

73. Sabala MC, Benenati FW, Neas B. Aberrações bilaterais da raiz ou do canal radicular numa população de pacientes de uma escola de medicina dentária. J Endod 1994;20(1):38-42.

74. Yang Z. Canais múltiplos num primeiro pré-molar inferior. Relato de caso. Aus Dent J 1994;39(1):18-9.

ANEXOS

ANEXO I

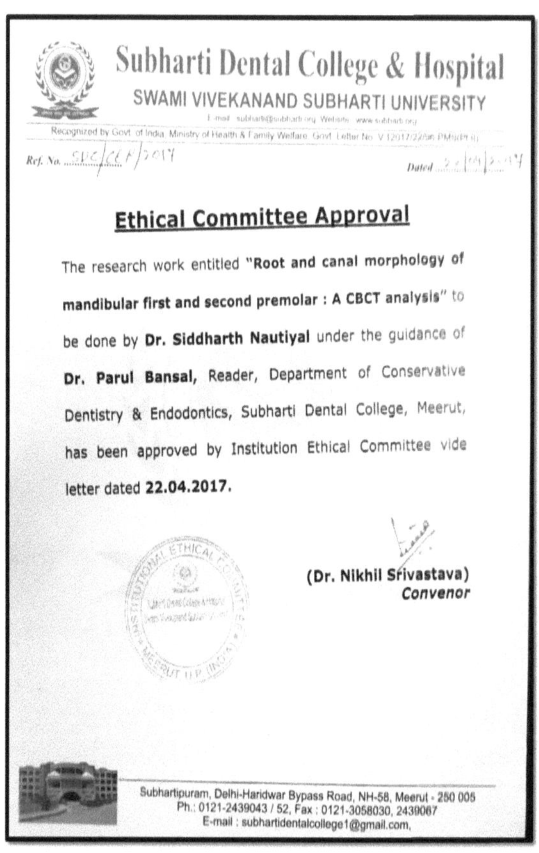

Subharti Dental College & Hospital
SWAMI VIVEKANAND SUBHARTI UNIVERSITY

E-mail: subharti@subharti.org Website: www.subharti.org

Recognized by Govt. of India, Ministry of Health & Family Welfare, Govt. Letter No. V.12017/22/en PM9dH-II)

Ref. No. SDC/CEA/2017   Dated 22/04/2017

Ethical Committee Approval

The research work entitled "**Root and canal morphology of mandibular first and second premolar : A CBCT analysis**" to be done by **Dr. Siddharth Nautiyal** under the guidance of **Dr. Parul Bansal**, Reader, Department of Conservative Dentistry & Endodontics, Subharti Dental College, Meerut, has been approved by Institution Ethical Committee vide letter dated **22.04.2017**.

(Dr. Nikhil Srivastava)
Convenor

Subhartipuram, Delhi-Haridwar Bypass Road, NH-58, Meerut - 250 005
Ph.: 0121-2439043 / 52, Fax : 0121-3058030, 2439067
E-mail : subhartidentalcollege1@gmail.com,

ANEXO-II REGISTOS DOS DOENTES

S.NO	NOME	IDADE	SEXO	CONFIGURAÇÃO DO CANAL 34354445				PROFUNDIDADE SULCO RADICULAR
1.	KAMLA SULTÃO	28	F	1	1	1	1	-
2.	GEETA	30	F	1	1	1	1	-
3.	AARTI	25	F	1	1	1	1	-
4.	SURESH CHAND	44	M	1	1	1	1	-
5.	SAROJ	39	F	1	1	1	1	-
6.	LALITA	35	F	1	1	1	1	-
7.	POONAM	30	F	1	1	1	1	-
8.	ARMAAN	26	M	1	1	1	1	-
9.	MONIKA	22	F	1	Tipo IV*	1	1*	35,45
10.	PRAVEEN	50	M	1	1	1	1	-
11.	JAGPAL	49	M	1	1	1	1	-
12.	SAYRO BANO	35	F	Em forma de C & Tipo V*	1	C com forma e Tipo V*	1	34,44
13.	MAHFOOZ	45	M	1	1	1	1	-
14.	REENA	38	F	1	1	1	1	-
15.	SUSHI	43	F	1	1	1	1	-
16.	NAINA	20	M	Tipo IV*	1	Tipo IV*	1	34,44
17.	PRACHI	22	F	1	1	1	1	-
18.	BILAL	17	M	1	1	1	Tipo IV*	45
19.	ANMOL	33	M	1	1	1	1	-
20.	SUSHILA	24	F	Em forma de C & Tipo V*	1	1*	1	34,44
21.	MONIKA	40	F	1	1*	1	Tipo V*	35,45
22.	JANOSHIV ARI	45	F	1	1	1	1	-
23.	NOOR JAHAN	42	F	1*	1	1*	1	34,44

24.	NISHA	35	F	1	1	1	1	-
25.	MOHD. YASIR	30	M	1	1	1	1	-
26.	SALMAN	20	M	1	1	1	1	-
27.	PREETI	26	F	1	1	1	1	-
28.	SATENDRA	42	M	Em forma de C & Tipo V*	1*	C em forma de & Tipo V*	C em forma de & Tipo V*	34,35,44,45
29.	SHEESPAAL	50	M	1	1	1	1	-
30.	SHIVKESH	23	M	1	1	1	1	-
31.	RAJENDRA PADSAD	38	M	1*	1	1*	1	-
32.	VIJAY KUMAR	44	M	1	1	1	1	-
33.	KHALID	33	M	C modelado com Tipo V*	1	1*	1	34,44
34.	SUBHAM	19	M	1	1	1	1	-
35.	ANGILI	23	F	1	1	1	1	-
36.	VINIT	24	M	1	1	1	1	-
37.	SUBASH CHAND	44	M	1	Tipo IV*	1	Tipo IV*	35,45
38.	SHRAVAM KUMAR	22	M	1	1	1	1	-
39.	JITENDER	37	M	C modelado com Tipo V*	1	1*	1	34,44
40.	SHALU	28	F	1	1	1	1	-
41.	MANISHA	29	F	1	1	1	1	-
42.	HARISH	25	M	Tipo IV*	1	1*	C moldado com Tipo V*	34,44,45
43.	VARSHA	47	F	1	1	1	1	-
44.	YOGENDRA	37	M	1	1	1	1	-

No.	Name	Age	Sex					
45.	PRADEEP	45	M	Em forma de C com Tipo V*	1	1	1	-
46.	MUKESH	36	M	1	1	1	1	-
47.	RAKHI	20	F	1*	1	Tipo IV*	1	-
48.	RAJKUMAR	47	M	1	1	1	1	-
49.	SUSMA	38	F	C modelado com Tipo V*	1	1*	1	-
50.	PRAMOD MALIK	44	M	1	1	1	1	-
51.	RAKHI	26	F	1	1	1	1	-
52.	NOOR FARINA	24	F	1*	1	1*	1	-
53.	SHAH NASIR	42	M	1	1	1	1	-
54.	JAIVEER SINGH	34	M	1	1	1	1	-
55.	KUNWARPAL	40	M	1*	1	C moldado com Tipo V*	1	44
56.	REENA	18	F	1	1	1	1	-
57.	SUNITA	45	F	1	1	1	1	-
58.	SANJAY	28	M	Tipo IV*	1	1*	1	34,44
59.	KAMLA	30	F	1	1	1	1	-
60.	SURENDRA	32	M	1	Tipo V*	1	Tipo V*	35,45
61.	VIRENDRA RAWAT	40	M	1	1	1	1	-
62.	KHALID	35	M	1	1	1	1	-
63.	VINLADI	32	M	1	1	1	1	-
64.	ANUL HAQUE	45	M	1	1	1	1	-
65.	TABASSUM	40	F	1	1	1	1	-
66.	RAHUL	27	M	1	C moldado	1	1*	35,45

					& Tipo V*		
67.	RAJESH	49	F	1*	1	Tipo IV*	1	34,44
68.	ASHISH	20	M	1	1	1	1	-
69.	SHAHNAZ	42	F	1 *	1	C com forma & Tipo V*	1	34,44
70.	PREM RAJ	33	M	1	1	1	1	-
71.	KIRAN	34	F	1	1	1	1	-
72.	BRIJPAL SINGH	50	M	1	1	1	1	-
73.	PALAM SINGH	20	F	1	1	1	1	-
74.	B.B SINGH	36	M	1	1	1	1	-
75.	MAHARAJ SINGH	48	M	1	1	1	1	-
76.	SACHIN KUMAR	20	M	C modela do com Tipo V*	1	1	1	34
77.	KUNWARPAL	38	M	1	1	1	1	-
78.	RANVEER	43	M	1	1	1	1	-
79.	MOHD. ESH	29	M	1	1	1	1	-
80.	SANJAY LATHURA	36	M	1	1	1	1	-
81.	AMIT	28	M	1	1	1	1	-
82.	LAXMAN	35	M	TIPO V*	TIPO V*	1	1*	34,35,45
83.	VINEET SINGH	40	M	1	1	1	1	-
84.	FAMUDA	32	F	Tipo IV*	1	C com forma & Tipo V*	1	34,44
85.	KAVITA	32	F	1	1	1	1	-
86.	PARNIMA GUPTA	24	F	1	1	1	1	-
87.	PRINCESA	20	M	1	1	1	1	-
88.	KADIR	21	M	1	1	1	1	-

89.	VISHAL KUMAR	20	M	1	C com forma & Tipo V*	1	1*	35,45
90.	SMT. ASHA	30	F	1	1	1	1	-
91.	MONIKA	22	F	1	1	1	1	-
92.	GAJVEER SINGH	29	M	Tipo VIII mesial canais distais*	1	Tipo VIII mesial canais distais*	1	34,44
93.	ABHISHEK	21	M	1	1	1	1	-
94.	AMIT	35	M	1	1	1	1	-
95.	MOHD. HAROÃO	50	M	1*	1	C moldado com Tipo V*	1	34,44
96.	SHAMILA	40	F	TIPO IV*	1	1*	1	34,44
97.	RUPESH	24	M	1	1	1	1	-
98.	SURUCHI	21	F	1	1	1	1	-
99.	MOHD. YASEER	30	M	1	1	1	1	-
100.	PRIYANKA	28	M	1*	1	C moldado com Tipo V*	1	34,44
101.	SHIV	42	M	1	1	1	1	-
102.	DOLI BALIYAN	35	F	1	1	1	1	-
103.	DEEN BANDHU	41	M	Tipo IV*	C em forma de & Tipo V*	1*	1*	34,35,44,45
104.	NISHU	25	F	1	1	1	1	-
105.	MOHMAAD	24	M	1	1	1	1	-
106.	GAURAV	18	M	1	1	1	1	-
107.	VINAY SAGAR	32	M	1	1	1	1	-

108.	VIPIN	29	M	1*	1	C moldado com Tipo V*	1	34,44
109.	ANSHUL	31	M	1	1	1	1	-
110.	RAKESH	50	F	1	1	1	1	-
111.	PINKY	50	F	1	1	1	1	-
112.	PRIYA	21	F	1*	1	Tipo IV*	1	34,44
113.	WASEEM	27	M	1	1	1	1	-
114.	NAVNEET	22	F	1	1	1	1	-
115.	BRIJ BALA	35	F	1	Tipo V*	1	1	35
116.	MUSKAAN	19	F	1	1	1	1	-
117.	SHWETA	35	F	1	1	1	1	-
118.	MEENA BHATT	50	F	1	1	1	1	-
119.	DEVKI NANDÃO	44	M	1	1	1	1	-
120.	ANOOP SINGH	39	M	1	1	1	1	-
121.	VINESH	28	F	1	1	1	1	-
122.	ZOOLI	27	F	1	C moldado com Tipo V*	1	1	35
123.	PRADEEP	18	M	1	1	1	1	-
124.	SATISH KUMAR	39	M	1	1	1	1	-
125.	SURENDRA	43	M	1	Tipo V*	1	1	35
126.	RAJU	24	M	Tipo V*	1	1	1	34

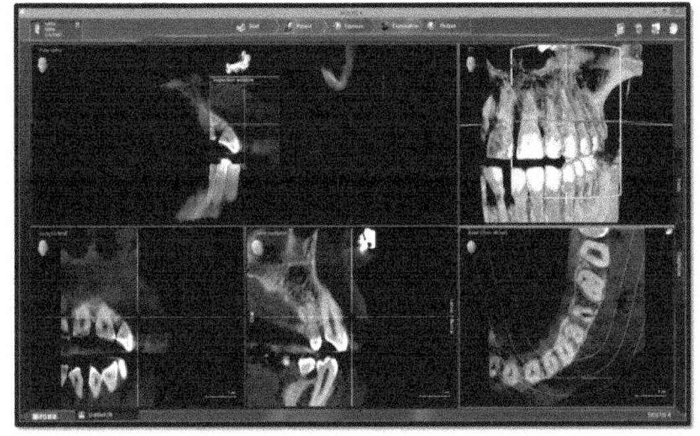

SOFTWARE SIDEXIS

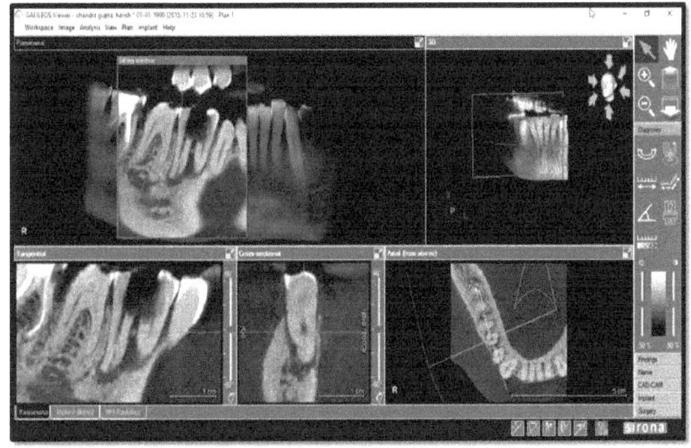

SOFTWARE GALILEOS

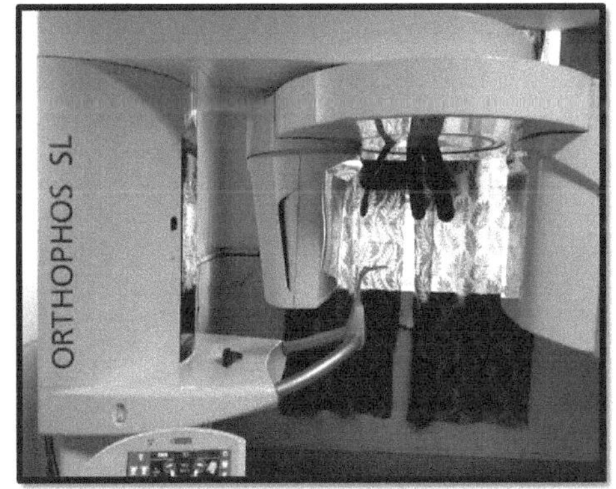

SCANNER DE CBCT

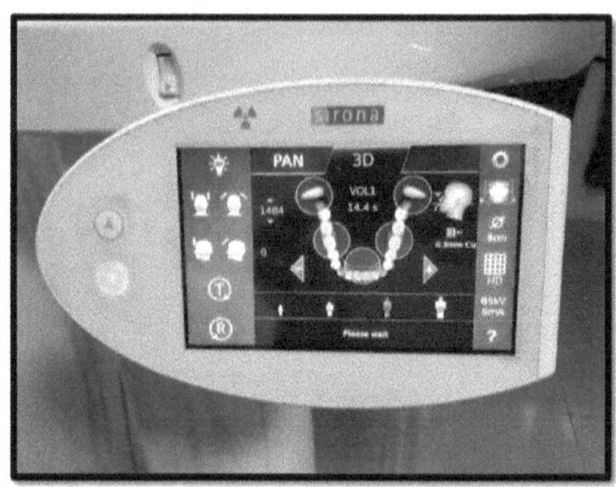

PAINEL DE TCFC
MÁQUINA DE CBCT

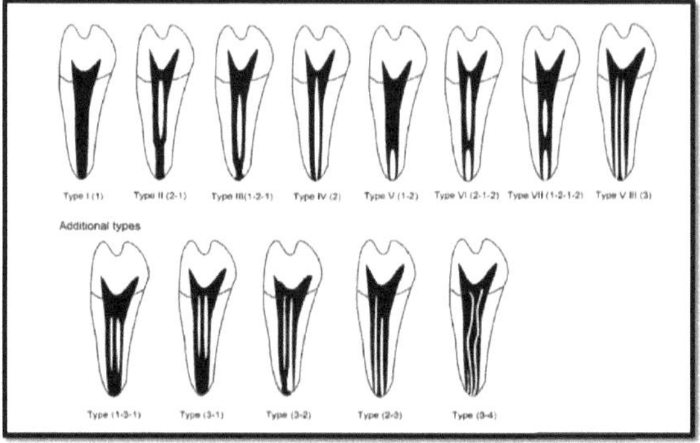

FIGURA. ILUSTRAÇÃO MOSTRANDO AS CATEGORIAS DE MORFOLOGIAS DOS CANAIS RADICULARES EM DENTES PERMANENTES HUMANOS DE ACORDO COM O MÉTODO DE VERTUCCI.

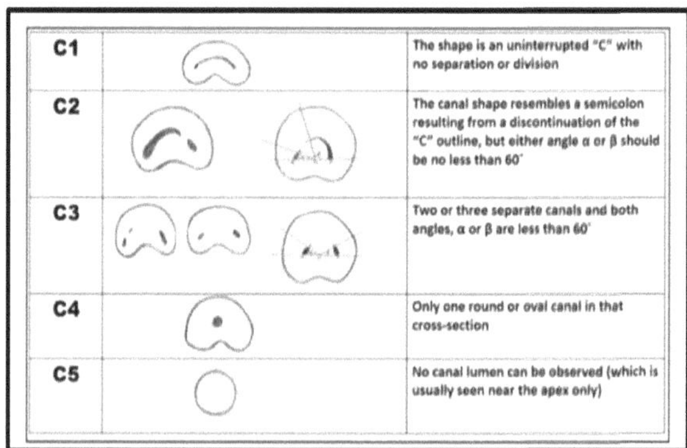

FIGURA. 2. Classificação anatómica de Fan et al. da configuração do canal em forma de C. Definição e medida dos pré-molares inferiores com sistema de canais em forma de C.

CONFIGURAÇÃO DA FORMA C

CASO 1

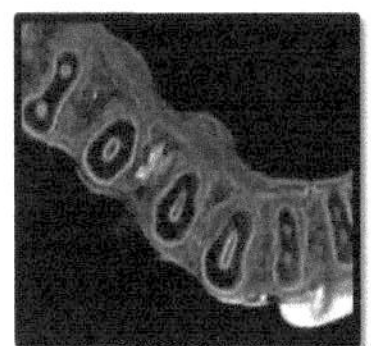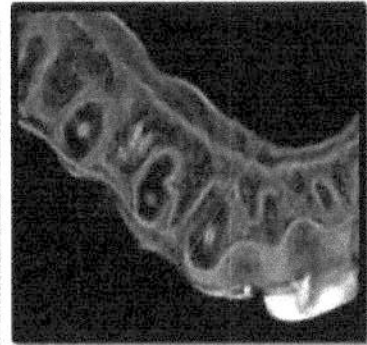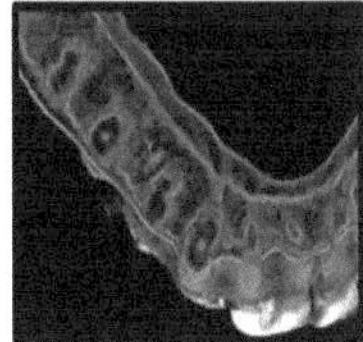

CASO II

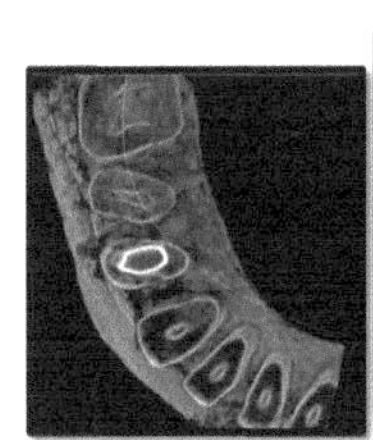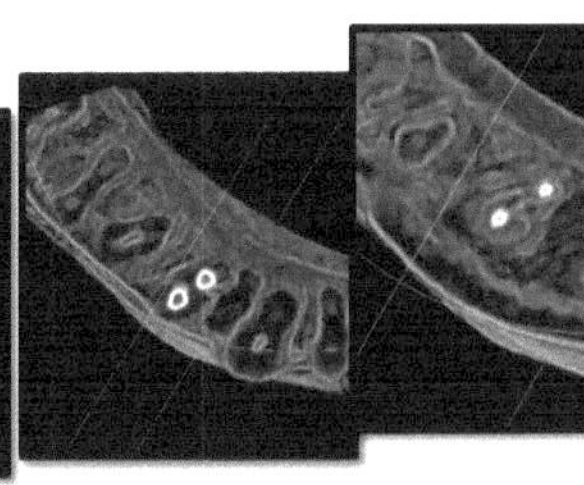

CASO III

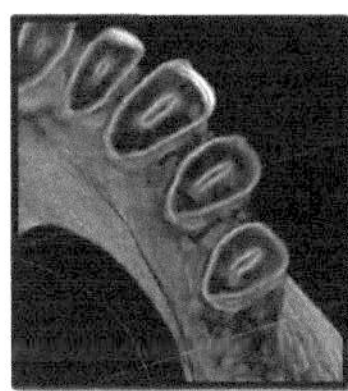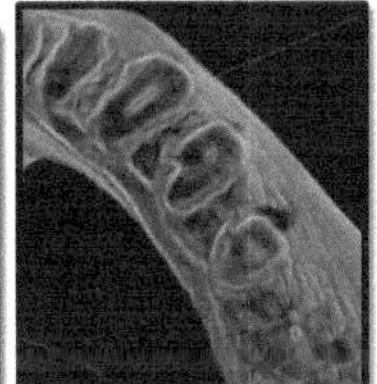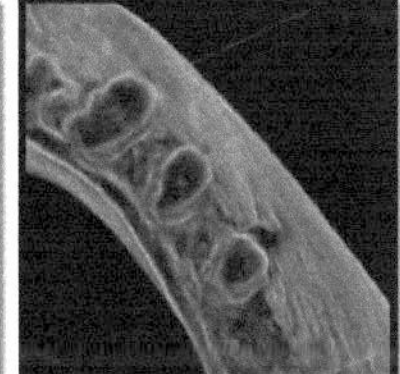

CASO IV

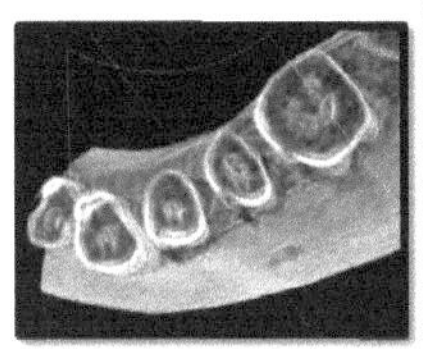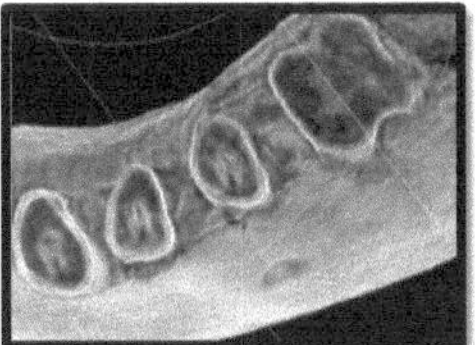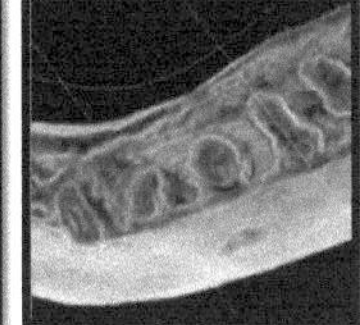

CASO V

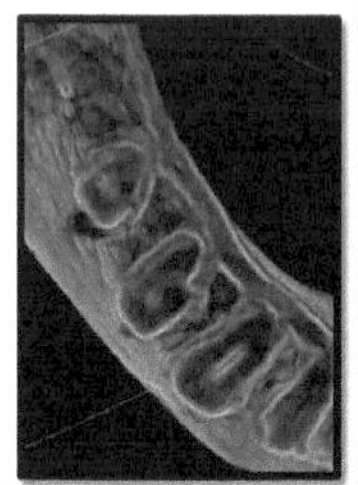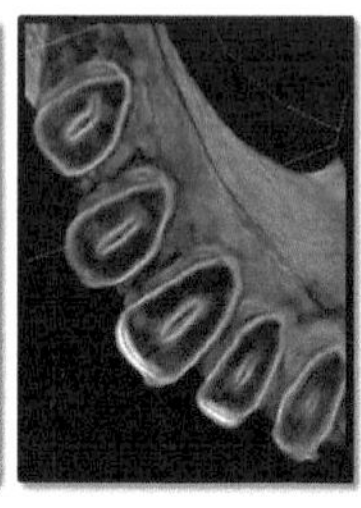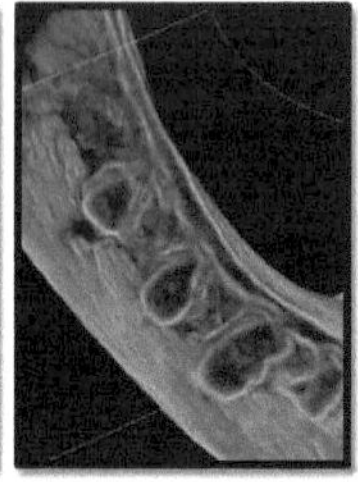

CASO VI

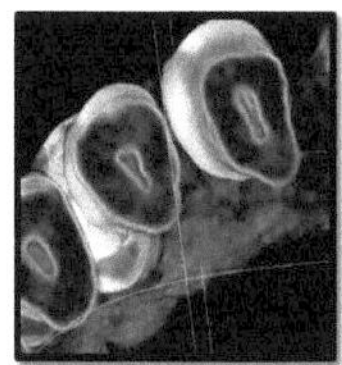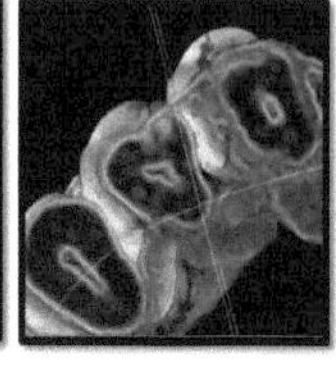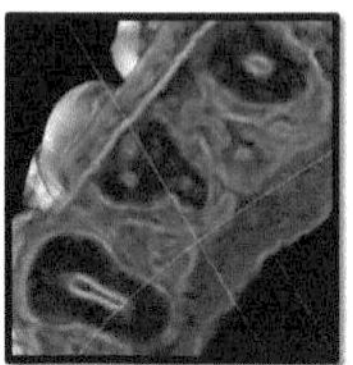

CASO VII

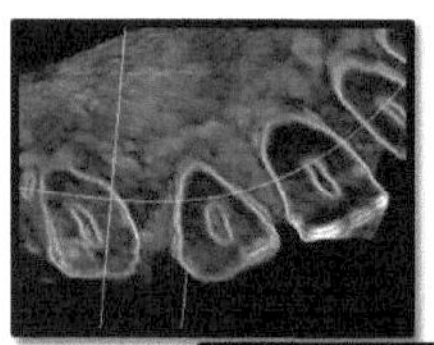

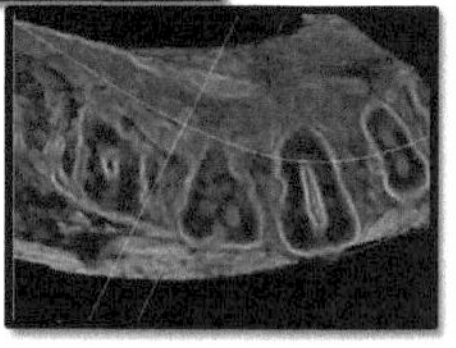

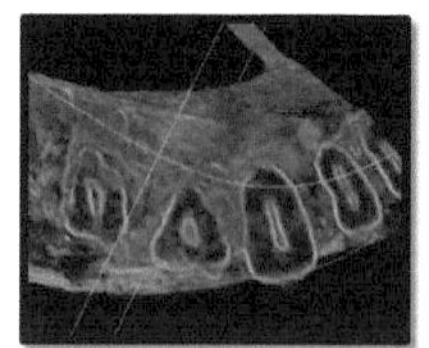

CASO VIII

CASO IX

CASO X

CASO XI

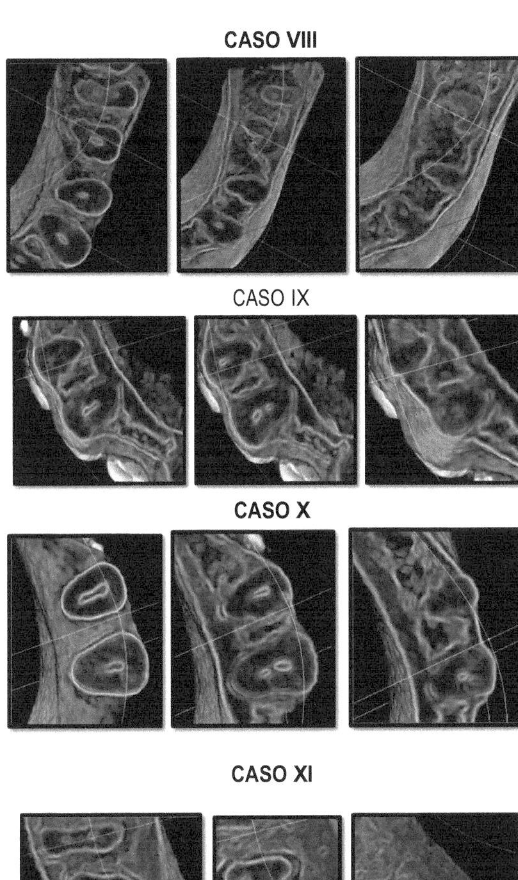

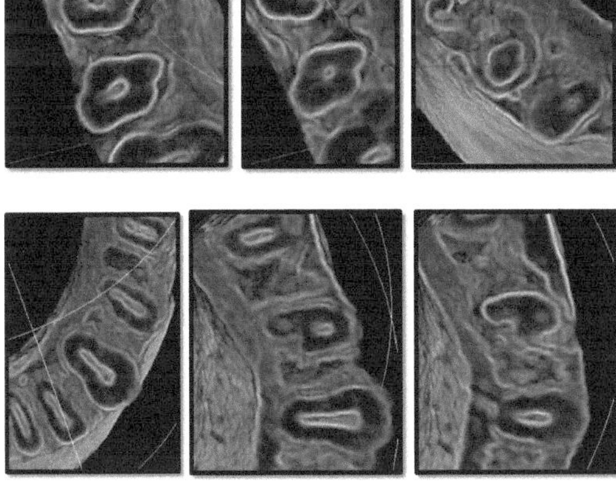

CASO XII

CASO XIII

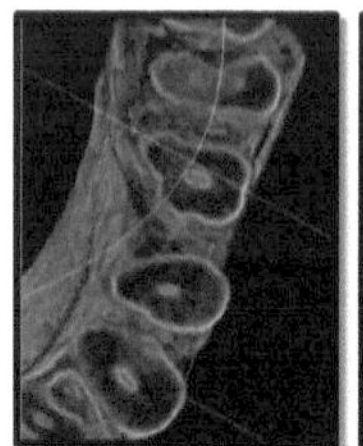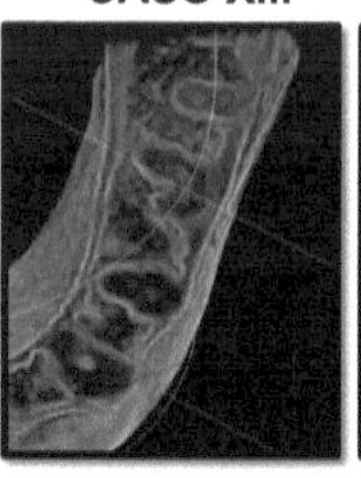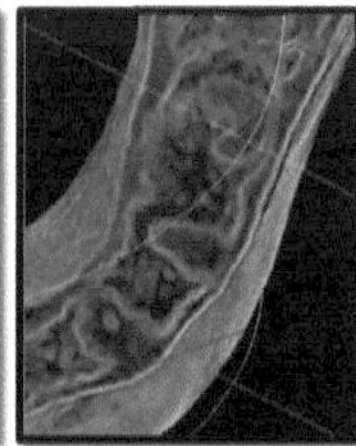

CASO XIV

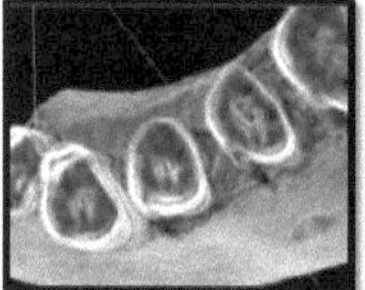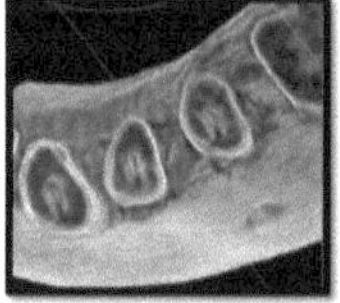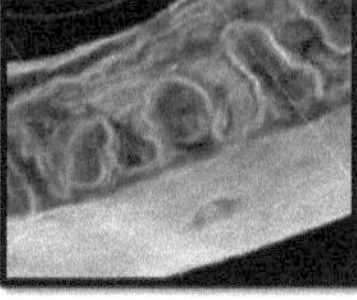

CASO XV

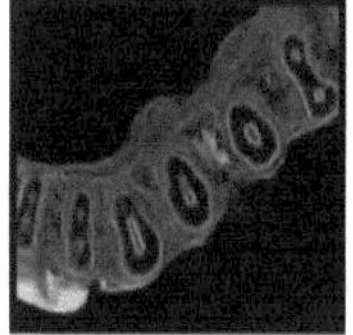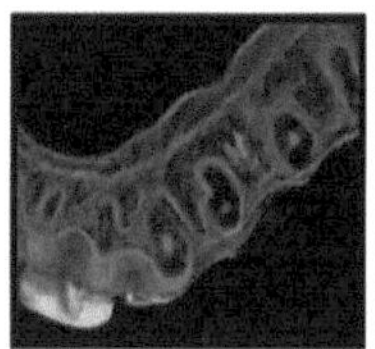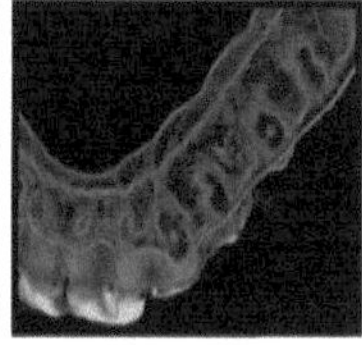

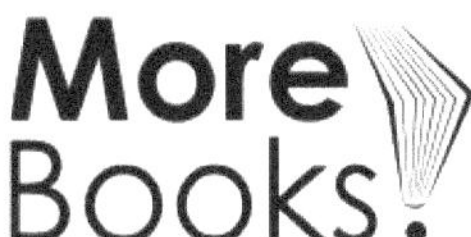
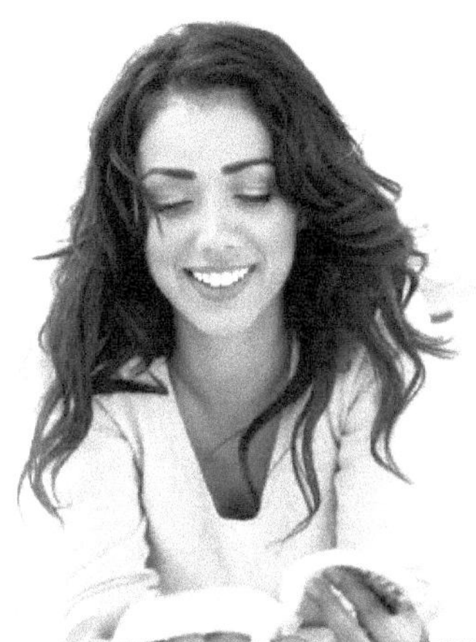

I want morebooks!

Buy your books fast and straightforward online - at one of world's fastest growing online book stores! Environmentally sound due to Print-on-Demand technologies.

Buy your books online at
www.morebooks.shop

Compre os seus livros mais rápido e diretamente na internet, em uma das livrarias on-line com o maior crescimento no mundo! Produção que protege o meio ambiente através das tecnologias de impressão sob demanda.

Compre os seus livros on-line em
www.morebooks.shop

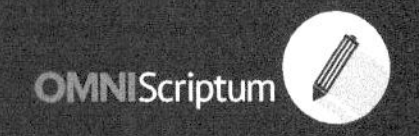

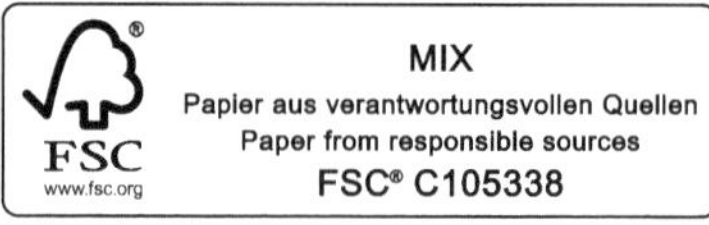

Printed by Books on Demand GmbH, Norderstedt / Germany